Dr P. JOURDANET
Ex-interne des Hôpitaux de Lyon

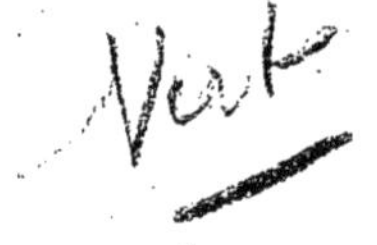

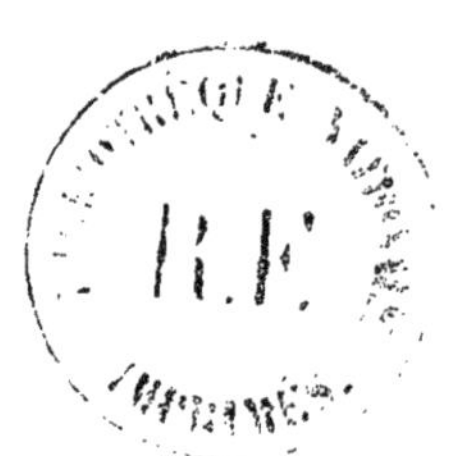

DE LA

Dysphagie douloureuse prolongée

DANS LE

DIAGNOSTIC de la SYPHILIS de L'ARRIÈRE-GORGE

aux trois périodes

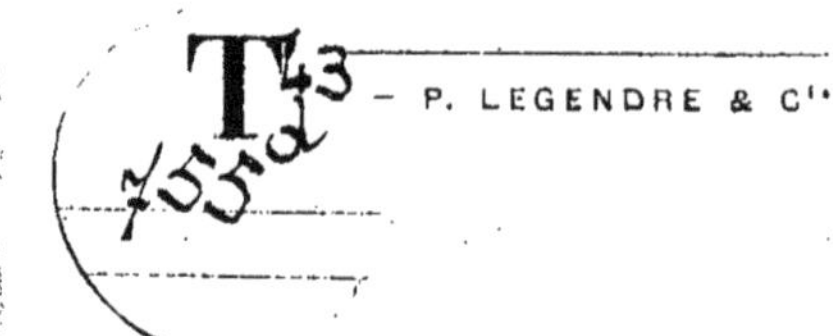

— P. LEGENDRE & Cie

DE LA

Dysphagie douloureuse prolongée

DANS LE

DIAGNOSTIC de la SYPHILIS de L'ARRIÈRE-GORGE

aux trois périodes

PAR LE

Dr Paul JOURDANET

Ex-interne des Hôpitaux de Lyon

LYON

IMPRIMERIE PAUL LEGENDRE & Cie

Ancienne Maison A. WALTENER

14, rue Belle-Cordière, 14

1898

Dans un travail publié en Octobre 1892 (Lyon Médical), *M. le docteur Garel, médecin des hôpitaux de Lyon, s'exprime ainsi : « Doit être considéré comme syphilitique tout malade éprouvant de la dysphagie au niveau des amygdales et de l'arrière-gorge depuis un laps de temps remontant à trois semaines au moins. » Telle est la règle brutalement énoncée. Mais l'auteur définit ensuite ce qu'il entend par dysphagie, il expose les difficultés que présente l'application de sa formule aux divers stades de l'infection syphilitique, et enfin il énumère les cas très rares où elle est mise en défaut; car en médecine plus que partout ailleurs, toute bonne règle comporte des exceptions.*

La thèse de son élève Carbonnier (Contribution à l'étude de l'angine syphilitique aux trois périodes. Dysphagie prolongée, *Th. Lyon, 1894) fait ressortir d'après de nombreuses observations, dont plusieurs tirées du mémoire de Garel, le rôle important que joue la dysphagie prolongée dans le diagnostic de la vérole aux trois périodes.*

Depuis ce moment aucune contribution n'a été apportée, touchant l'application de la règle de Garel, et cependant les faits sont nombreux où elle a été pleinement vérifiée, les observations se sont accumu-

lées qui témoignent en sa faveur. Nous mêmes, à plusieurs reprises, dans les différents services où nous avons été interne, soit à l'Hôtel-Dieu, soit à la Charité, avons été à même de la contrôler et de voir nos chefs de service porter, avec son aide, des diagnostics toujours vérifiés. Aussi avons-nous accepté avec empressement l'idée que nous a donnée M. le docteur Garel, de reprendre cette question de la dysphagie prolongée dans le diagnostic de la syphilis.

Dans une intéressante leçon faite en juin 1898, à l'Antiquaille, à propos d'un malade atteint de dysphagie tertiaire, M. le docteur Garel a résumé à nouveau ses idées sur la question. Ce travail paraîtra dans la Semaine Médicale, *avant même que notre mémoire ne soit publié.*

Souvent, à l'Antiquaille, nous avons pu voir des malades se présenter avec de la dysphagie prolongée symptômatique de l'infection syphilitique. Mais dans tous les cas, le symptôme « dysphagie » n'a-t-il peut-être pas été systématiquement recherché et étudié ; de plus, c'est surtout chez un laryngologiste que se présentent de pareils malades, car un patient qui souffre pour avaler et ne sait à priori *à quoi rapporter son mal, s'adresse à un spécialiste de la gorge plutôt qu'à un syphiligraphe.*

C'est pourquoi nos observations sont dûes en

totalité à M. le docteur Garel qui a bien voulu mettre à notre disposition la riche collection de faits qu'il possède.

Qu'on ne s'attende pas à trouver dans ce travail des idées théoriques, elles n'y ont que faire ; on y trouvera seulement des faits. Car la formule dont nous avons parlé plus haut est née seulement de l'observation clinique, et c'est d'elle seule encore qu'elle doit attendre sa confirmation et sa consécration définitive. Nous n'avons qu'un but : affirmer et vulgariser une règle dont le praticien ne devrait jamais se départir et qui lui serait d'un secours précieux pour établir le diagnostic de syphilis.

Nous avons ainsi la bonne fortune de présenter des observations de la gorge prises par un laryngologiste de profession et de la compétence de M. le docteur Garel. Nous estimons dans l'espèce que de par leur origine, les observations que nous publions plus loin, présentent un caractère d'authenticité que personne ne saurait mettre en doute.

Nous devons donc à M. le docteur Garel l'idée et le fond même de cette contribution. Nous ne saurions trop le remercier, en outre, de l'accueil aimable que nous avons trouvé auprès de lui.

Nous tenons encore à remercier ici nos maîtres des hôpitaux de Lyon. Tous nous ont témoigné, alors que nous étions leur externe, ou leur interne, une sympathie dont nous leur serons toujours reconnaissant. Ce sont : MM. Aubert, ex-chirurgien de l'Antiquaille; Colrat et Chappet, médecins des hôpitaux; MM. les professeurs agrégés : Rochet, chirurgien de l'Antiquaille, Weill, médecin des hôpitaux, Gangolphe et Vallas, chirurgiens de l'Hôtel-Dieu ; MM. les professeurs Ollier, Renaut, M. Pollosson, enfin M. le professeur Gailleton, dont nous avons été l'interne en dernier lieu et qui a bien voulu nous faire l'honneur de présider cette thèse.

Arrivé non sans regret au terme de ces belles années d'internat, nous adressons à tous nos collègues le témoignage de notre vive sympathie.

Après quelques généralités sur la règle de Garel et la façon dont elle doit être comprise, nous grouperons, autour de nombreuses observations, les idées émises sur la dysphagie syphilitique aux trois périodes de l'infection.

AVANT-PROPOS

Les syphiligraphes ont, de tous temps, insisté sur la fréquence des accidents spécifiques au niveau de l'isthme du gosier et de la cavité pharyngienne. Nulle région peut-être, la région génitale mise à part, n'est aussi fréquemment touchée par la syphilis. Il faut sans doute en chercher la raison dans les rapports anatomiques de la région, sorte de carrefour des voies respiratoires et digestives, en continuité d'ailleurs avec une cavité ouverte à l'extérieur, la bouche ; mais encore et surtout dans la présence de nombreux organes lymphoïdes (amygdales) qui, d'une part, sont fréquemment le siège de l'accident primitif et, d'autre part, réagissent très énergiquement sous le coup de l'infection une fois établie (accidents secondaires et tertiaires). Il résulte de là que la dysphagie au cours des accidents syphilitiques est d'une fréquence très grande, et tous les auteurs l'ont signalée. Tous, assurément, ont parlé de la durée de cette dysphagie, quand ils ont eu à faire le diagnostic différentiel de ces syphilides avec les affections banales de la gorge. Mais l'obscurité et le vague, parfois même la contradiction qui ressortent des descriptions, montrent bien que la dysphagie observée dans ces cas a été considérée comme un phénomène peu important, du moins en ce qui concerne le diagnostic de l'affection.

M. le docteur Garel fut amené, par l'examen de nombreux malades se plaignant tous d'une dysphagie prolongée et présentant d'ailleurs des signes avérés de syphilis, à formuler la règle suivante : « Doit être considéré comme syphilitique tout malade éprouvant de la dysphagie au niveau des amygdales et de l'arrière-gorge depuis un laps de temps remontant à trois semaines au moins » et il ajoute que le symptôme a sa valeur aux trois périodes. Il importe maintenant de s'entendre exactement sur les mots et de parer à des malentendus inévitables.

Bien que d'après sa définition (δυς φαγειν) le mot dysphagie indique tout obstacle à l'acte de manger, il est réservé à la gêne de la déglutition, et de par la physiologie, il existe de la dysphagie buccale, de la dysphagie pharyngienne et de la dysphagie œsophagienne. C'est de la seconde uniquement, qu'il sera question. Mais nous devons ici préciser encore. M. Garel insiste sur ce point que les syphilitiques avec dysphagie, interrogés sur le siège exact de leur douleur, montrent invariablement l'angle de la mâchoire, point du tégument extérieur correspondant aux amygdales.

Assurément, on peut trouver à ce sujet quelques légères différences, mais jamais en tous cas, le malade n'indique une région située beaucoup plus bas et correspondant au larynx. C'est cette région, en revanche, qu'indiquent comme siège de la douleur les malades nombreux atteints de phtisie laryngée.

M. Garel oppose donc, d'une façon très nette, la dysphagie dont nous venons de parler et qu'on pourrait qualifier de « pharyngienne supérieure » à la dysphagie profonde, bien différente, *même en clinique*, des affections laryngées (tuberculose, cancer).

Et qu'on ne croît pas ici à une distinction subtile, nécessitée par les besoins de la cause. Nous répétons que, cliniquement, le malade détermine presque toujours lui-même, le plus souvent spontanément et sans interrogatoire, la caractéristique de sa dysphagie. Ceci nous sera du plus grand secours pour mettre hors de cause toute la catégorie des tuberculoses laryngées que l'on objecte si fréquemment à la règle de Garel. D'autre part, il y a de telles différences d'aspect extérieur, entre un malade atteint de syphilis de la gorge et un malade en puissance de tuberculose laryngée, du moins dans la généralité des cas, que le diagnostic s'imposera souvent d'une façon nette, même quand le symptôme dysphagie n'aura donné qu'une vague indication. Car on ne nous attribuera pas la prétention de vouloir faire un diagnostic sur un seul signe en dehors de l'examen approfondi du malade. Il s'agit, croyons-nous, d'un symptôme de la plus grande valeur, destiné à déterminer immédiatement l'esprit du médecin dans un sens déterminé, mais qui ne le dispensera jamais de rechercher tous les signes cliniques que l'on doit trouver en pareille circonstance.

Il existe enfin une série de cas, rares il est vrai, qui mettent la règle de Garel en défaut (cancer et tuberculose de l'amygdale, tuberculose miliaire aiguë d'Isambert, calculs amygdaliens), d'autres où le doute existe de la façon la plus évidente, dans lesquels, par conséquent, la dysphagie ne peut donner d'indications nettes. Dans ce cas, l'examen clinique fournira sans doute la clef du diagnostic. Mais nous devons dire que les cas de dysphagie prolongée telle que nous l'avons définie, contrevenant à la règle de Garel, se présentent d'après l'auteur dans une proportion de 5 o/o environ, un peu plus fréquemment d'après nos statistiques.

Nous demandons quel est le signe clinique admis par tous, qui ait à son actif de meilleures statistiques.

Mais nous aurons à nous expliquer plus longuement sur ce sujet, à propos de la dysphagie des accidents tertiaires.

Quant à la nature même de la sensation éprouvée par le malade, il s'agit toujours d'une douleur. Et bien qu'il soit difficile de dire exactement où finit ce qu'on est convenu d'appeler la gêne et où commence la douleur, nous appellerons dysphagie une sensation douloureuse plus ou moins vive, quelquefois intolérable, que ressent le malade au niveau de l'arrière-gorge, en avalant les aliments ou même la salive.

Il faut mettre hors de cause une sorte de dysphagie assez fréquente chez la femme, dit M. Garel, qui ne consiste qu'en une gêne peu intense de la déglutition. Ce phénomène se rattache, sans doute, à la névropathie ou à l'hystérie et ne présente aucun caractère de fixité.

Rien n'est plus variable, on le sait, que la présence de la dysphagie dans les cas de syphilis de l'arrière-gorge. M. le professeur Fournier insiste particulièrement sur la discordance qui existe entre l'intensité des lésions et les phénomènes douloureux. Certains malades sont porteurs de plaques muqueuses ne donnant lieu à aucun phénomène de dysphagie; d'autres, au contraire, avec des lésions très bénignes, se plaignent de douleurs atroces. Peut-être, dans ces cas, la gorge n'a-t-elle pas été suffisamment examinée pour qu'il soit possible d'assigner à la douleur, une cause matérielle et tangible. Mais ceci nous importe peu et nous ne prétendons nullement qu'il n'y ait pas de syphilis bucco-pharyngées sans dysphagie. Nous affirmons, en revanche, que quand la dysphagie existe nettement avec les caractères que nous lui avons assignés et que sa durée dépasse trois semaines, elle doit, *a priori*, être mise sur le compte de l'infection syphilitique. Syphilis pharyngée ne veut pas dire dysphagie, mais dysphagie prolongée signifie presque toujours syphilis.

Nous avons donc choisi exclusivement les cas où la dysphagie durait depuis trois semaines au moins. Dans ces cas, et ils sont nombreux, le diagnostic de syphilis a été aussitôt et mentalement porté avant même que le malade eût ouvert la bouche. L'examen de la gorge, des différentes parties du corps, les anamnestiques recherchés après coup, sont toujours venus confirmer le diagnostic. On ne s'étonnera donc pas de la forme brutale de telle observation ainsi conçue : Dysphagie datant deux mois, diagnostic de syphilis. Cette façon prématurée de porter un diagnostic peut, à bon droit, choquer un esprit médical judicieux. Mais cette forme indique simplement la série des impressions ressenties par l'observateur qui appliquait, d'une façon systématique, la règle formulée, mais sans jamais négliger de rechercher ensuite, les signes classiques de la syphilis.

Le diagnostic définitif n'a jamais été porté que sous le contrôle de cette vérification.

La règle de Garel nous semble ainsi avoir été soumise à une rude épreuve, mais elle nous paraît aussi en avoir triomphé.

On nous reprochera peut-être le parti-pris qui a été apporté dans la recherche de la dysphagie. Mais il n'existe pas, que nous sachions, d'autre moyen d'étudier la valeur d'un symptôme que de le rechercher dans les cas où le malade ne l'énonce pas spontanément, que de le rechercher même dans les cas où il ne peut se rencontrer, à condition que la bonne foi la plus absolue, jointe à l'observation clinique rigoureuse, préside toujours aux investigations.

Et bien qu'il s'agisse de syphilis, ce n'est pas un syphiligraphe qui se trouve le mieux placé pour contrôler la règle dont nous parlons. Car, ainsi que nous l'avons déjà dit, un malade qui souffre de dysphagie, s'il ignore son mal, s'adresse naturellement à un laryngologiste. Ce dernier reçoit en outre le malade au bout de plusieurs semaines, pendant lesquelles le médecin traitant a épuisé la série des remèdes banals, et c'est justement alors que la règle trouve son application.

Nos observations proviennent d'une même source que nous avons déjà indiquée. Et cela était nécessaire, car pour établir la valeur du signe que nous préconisons, il était de toute nécessité de mettre en regard les cas de dysphagie prolongée où la syphilis est en cause et ceux, au contraire, d'où elle est absente.

Il faut de plus que notre statistique porte sur tous les cas de dysphagie prolongée sans exception, faute de quoi on nous accuserait de choisir à dessein les cas favorables à notre cause en négligeant les autres.

Il faut enfin que ces observations soient nombreuses pour que les conclusions qu'elles comportent acquièrent un caractère de généralité que ne saurait leur donner une série restreinte de faits, où l'on pourrait incriminer l'œuvre du hasard.

Nous croyons répondre à tous ces desiderata. En effet, les nombreuses observations présentées plus loin comprennent tous les cas de dysphagie prolongée observés par M. le docteur Garel de 1894 à 1898 et ressortissent à l'examen de plusieurs milliers de malades. Nous ne pensons pas qu'on puisse être plus exigeant en matière de statistique.

Dans beaucoup de cas où la règle a été d'emblée appliquée, le diagnostic eût pu se faire facilement à l'aide de la seule inspection de la gorge et des signes présentés par le malade, il n'en ressort pas moins que, souvent, son application a donné à l'observateur une assurance devant laquelle le malade, surpris, avouait une syphilis qu'il était dans l'intention de tenir secrète.

Enfin, dans nombre de cas difficiles, et tous les syphiligraphes nous accorderont qu'ils sont fréquents aucun signe ne doit être négligé, n'eût-il pas la valeur que nous reconnaissons à la dysphagie prolongée.

Il nous semble inutile d'insister sur l'importance pratique, en dehors de tout intérêt scientifique, que présente le diagnostic précoce de la syphilis, d'abord au point de vue thérapeutique, ensuite au point de vue de la contagion. Que de syphilis longtemps méconnues ! Que de contaminations à éviter dans l'entourage d'un malade dont l'affection n'est que plus tard qualifiée.

Ce sont là des considérations qui nous paraissent donner à la règle de Garel une importance qu'il ne faut cependant pas exagérer. Car il ne s'agit pas, nous le répétons, d'un signe en tous cas infaillible, ayant la rigueur d'une formule mathématique. Pareille chose n'existe pas en médecine, mais nous affirmons qu'elle s'applique à la presque totalité des cas. Qu'on ne nous accuse donc pas de vouloir réduire le diagnostic de la syphilis à l'application d'une pure et simple formule. Il serait, à ce compte, inutile d'être médecin. Car, sans compter que la règle n'est pas applicable dans les trois premières semaines des accidents, nous estimons que jamais elle ne dispensera le praticien de l'examen clinique approfondi. Et le diagnostic subitement entrevu dépendra toujours en dernier ressort de la recherche minutieuse de tous les symptômes qui par leur ensemble constituent la maladie.

Mais, même ainsi comprise, la règle de Garel nous semble avoir une valeur pratique incontestable et qui la rend digne d'être signalée à nouveau à l'attention des médecins.

Nous ne doutons pas que les syphiligraphes de profession, au coup d'œil exercé, à l'esprit toujours éveillé d'ailleurs dans le sens de la spécificité, puissent aisément s'en passer. Mais le plus humble praticien de campagne est, lui aussi, appelé chaque jour à diagnostiquer et à traiter la vérole, et c'est à ce dernier qu'elle peut rendre les plus grands services. C'est aussi celui-là que nous voudrions dans son intérêt convertir à notre cause.

Notre but,quant à nous, nous semblerait atteint si nous avions pu seulement y contribuer.

CHAPITRE PREMIER

Notre intention n'est pas d'écrire l'histoire des manifestations syphilitiques de la gorge. C'est là un sujet beaucoup trop vaste pour le cadre de ce travail. Nous en retiendrons seulement ce qui a trait au symptôme « dysphagie », et les points particuliers du diagnostic où la règle de Garel nous paraît devoir faciliter la tâche du médecin.

Le chancre de l'amygdale résume tous les accidents primitifs de la gorge ; on peut, en effet, considérer comme quantité négligeable le chancre du palais, du voile et des piliers. Fournier (Chancres extra-génitaux, 1897) note deux cas du premier et un cas du second, dans son observation personnelle. Barthélemy relate un cas de chancre du pilier. Mauriac en cite un de l'isthme et un de la cavité pharyngienne.

Nous n'avons donc à considérer que la dysphagie consécutive au chancre de l'amygdale. Liée à un accident de connaissance relativement récente (Rollet, 1859), mais observé de plus en plus souvent, elle a subi la même fortune que lui. Il faut donc mentionner dans son histoire les noms de Diday (1861), Mauriac (1883), Legendre (1884), Dieulafoy (1895). Depuis cette date, les chancres de l'amygdale sont devenus monnaie courante, car l'attention des cliniciens a été éveillée à ce sujet. Et il n'est pas douteux qu'actuellement encore l'amygdale constitue, pour la syphilis, une des portes d'entrée le plus souvent méconnues.

Les statistiques les plus récentes en font foi. Pour Fournier, le chancre amygdalien vient au troisième rang des chancres buccaux (lèvres, langue, amygdale). D'après Bloch (Arch. dermat, 1897), qui a compulsé les cas de chancres extra-génitaux de la clinique du professeur Pick, à Pragues, il se rencontre dans la proportion de 3 sur 90. D'après Harrisson-Grifftin (*New-York Medic. Journ.*, 1896), dans la proportion de 2 sur 18. Hitz (*Med. Record*, septembre 1895) insiste sur l'intérêt que comporte la recherche du chancre amygdalien, souvent confondu avec une angine simple, et il arrive à cette conclusion, qui est aussi la nôtre, que toute ulcération de l'amygdale, durant depuis plusieurs semaines sans céder au traitement ordinaire, sera tenue pour suspecte.

Disons, sans entrer dans plus de détails, que tous les auteurs mentionnés plus haut ont accusé dans le chancre de l'amygdale une dysphagie intense et durable, sans préciser et sans s'expliquer davantage à ce sujet. Ferro notamment (Thèse Paris, 1897) dans un travail sur la forme douloureuse du chancre amygdalien, insiste surtout sur l'importance d'un diagnostic précoce.

L'observation de la dysphagie a été jusqu'à ce jour à tel point négligée qu'on rencontre à ce sujet des contradictions au moins étranges. C'est ainsi que, dans un travail sur le chancre de l'amygdale paru récemment dans le journal de Moure l'auteur, après avoir cité deux cas publiés par Arslan de Padoue et relaté la dysphagie d'un mois qui les a accompagnés, parle du « peu d'entité » ou « d'absence de la douleur ». Insistant ensuite sur les difficultés du diagnostic, il ajoute : « Ceci montre bien la nécessité de rechercher un symptôme clair pour ne pas se laisser surprendre comme notre collègue qui enleva l'amygdale ». La règle de Garel nous paraît répondre au desideratum de l'auteur, et il n'est pas douteux que son application dans l'espèce eût fait faire un diagnostic exact.

Ce qu'il nous importe donc de signaler c'est que tous les auteurs qui ont parlé de la dysphagie lui ont assigné une durée d'au moins trois semaines et plus. Dans les observations que nous relatons plus loin la dysphagie qui varie de 12 à 180 jours est en moyenne de 72. La règle de Garel est donc toujours applicable.

La dysphagie du chancre de l'amygdale est identique, quant à sa cause, à celle des amygdalites en général. Dans tous ces cas, en effet, la glande est dure, douloureuse au toucher, et par suite au passage du bol alimentaire qui vient frotter contre elle. De plus, son hypertrophie intervient encore dans le même sens en rétrécissant le passage destiné aux aliments. Il s'agit donc d'une dysphagie à la fois douloureuse et mécanique. Nous n'avons pas ici à invoquer d'autres causes, comme cela est nécessaire dans les cas de dysphagie secondaire, où toute lésion apparente fait souvent défaut.

Quant aux difficultés que comporte fréquemment le diagnostic de chancre de l'amygdale, il nous suffira, pour en donner une idée, de rappeler toutes les erreurs commises à ce sujet. « Ce qui sans doute, n'a pas peu contribué, dit Fournier, à conférer au chancre de l'amygdale un renom de polymorphisme, c'est qu'il réalise parfois des modalités objectives qu'on n'est guère habitué à rencontrer avec le chancre, ou à mettre en parallèle avec lui; aussi parfois a-t-il donné le change pour une amygdalite vulgaire, d'autres fois pour une angine couënneuse, voire diphtérique, voire gangréneuse ». On a pu, en effet, observer des chancres de l'amygdale s'accompagnant de phénomènes généraux tels que des médecins distingués ont cru avoir affaire à de la diphtérie (V. cas de Legendre, *Arch. gén. médec.*, 1884). Notre Obs. VIII en présente un nouvel exemple. On trouvera dans notre Obs. V le cas d'une femme porteur d'un chancre de l'amygdale dont l'adénopathie concommittante fut qualifiée « oreillons » en raison d'une épidémie qui régnait dans le pays de la malade. Dans ce cas intéressant, le diagnostic fut fait d'une façon rétrospective par M. le docteur Garel.

Nous n'entreprendrons pas de faire le diagnostic différentiel du chancre amygdalien dans les trois premières semaines de son évolution. Nous n'ignorons pas les difficultés qu'il comporte souvent, mais nous n'avons pas à les envisager ici. Nous affirmons, en revanche, que, passé ce délai, notre règle devient applicable à la presque totalité des cas.

Mais il ne suffit pas, pour que la formule de Garel soit valable, que tous les chancres de l'amygdale s'accompagnent d'une dysphagie de trois semaines au minimum, il faut encore qu'aucune autre affection ne se présente avec ce symptôme.

Or, il en est une qui a prêté à confusion avec une extrême fréquence: c'est l'angine simple. Tout paradoxal que puisse sembler le fait, il n'en est pas moins exact, on en pourra juger à la lecture de nos observations. Il n'est pas douteux qu'une angine banale puisse s'accompagner d'une dysphagie de dix, voire de quinze jours, mais jamais elle ne dépassera et même n'atteindra une durée de trois semaines.

L'angine pseudo-membraneuse doit aussi entrer en comparaison. Mais, sans parler des autres points, et pour nous en tenir au seul symptôme qui nous intéresse, la distinction est bien tranchée. En effet, cette affection a une évolution hâtive remarquablement aigüe qui « tourne court » au bout de quatre à cinq jours (Bourges). Nous voilà bien loin de la durée du chancre.

L'angine diphtérique, elle-même, a été confondue avec le chancre de l'amygdale. Mais, outre que ce sont là des cas rares, on nous accordera que la diphtérie, maladie à évolution rapide, donne rarement lieu à une dysphagie de trois semaines (Voir, à ce sujet, la thèse de Battier, Paris, 1897 : Angines diphtéroïdes de la syphilis).

La pathologie d'une part, la clinique de l'autre, et surtout cette dernière, montrent que toutes les angines capables de donner le change n'ont pas la durée que nous indiquons. Quant aux cas de tuberculose ou de cancer, ils sont tellement rares, au moins relativement, qu'on a le droit de n'en pas tenir compte à priori. Ils seront, d'ailleurs, ultérieurement, distingués par l'examen complet du malade.

Enfin, nous reconnaissons volontiers que des amygdalites exceptionnelles, quant à la durée de la dysphagie, pourront en imposer pour un chancre, alors le diagnostic sera suspendu à la recherche des signes capitaux de l'affection si bien formulés par M. le professeur Fournier, savoir : l'unilatéralité de la lésion, les caractères de l'adénopathie et l'induration.

L'époque où la dysphagie relève de la formule de Garel correspond au moment même où le médecin traitant qui s'est mépris sur la nature d'une amygdalite, s'effraye de sa durée et demande le secours d'un laryngologiste (Voir nos Obs. I, II, III, IV, etc.).

Aussi, pourrait-on nous objecter que nous n'avons pas grand mérite à faire alors un diagnostic jusque-là impossible, et que nous remportons sur un collègue une victoire que nous n'estimons pas cependant aussi facile qu'on pourrait le croire. Il nous suffirait, pour le prouver, de citer les nombreux cas où après un, deux mois et plus, l'idée de syphilis n'est pas venue à l'idée du médecin. M. le professeur Fournier, que nous ne saurions trop citer ici, insiste sur ce fâcheux état d'esprit qui fait qu'en examinant une amygdalite on ne songe presque jamais à la syphilis. « Le chancre amygdalien, dit-il, n'est pas difficile à reconnaître, mais à une condition expresse, c'est qu'on y pense. Ne taxez pas cette formule de naïveté, elle n'est, au contraire, que l'expression de la vérité ».

Si, d'après M. Fournier, on doit *toujours* songer à la possibilité du chancre de l'amygdale au début d'une manifestation pathologique de cet organe, on nous accordera facilement que n'y pas penser au bout de trois semaines constitue une faute. Et, comme la dysphagie est le symptôme toujours présent ici, on ne nous reprochera pas d'associer étroitement l'idée de dysphagie prolongée à celle de syphilis. La clinique justifie d'ailleurs pleinement une pareille façon de voir.

Nous ne croyons pas nécessaire d'insister longuement sur les avantages d'un diagnostic précoce, et les inconvénients qu'il peut y avoir à laisser sans traitement spécifique un malade atteint de chancre de l'amygdale qui, d'autre part, s'abstenant de précautions, contagionnera fatalement son entourage.

La règle comporte encore un vif intérêt au point de vue du diagnostic rétrospectif. Souvent, en effet, alors qu'il aura oublié toutes les circonstances qui ont accompagné un accident primitif déjà ancien, le malade fera mention d'une dysphagie de longue durée survenue il y a des années, dûe vraisemblablement à un chancre de l'amygdale. Il est inutile d'ajouter qu'alors le diagnostic sera toujours porté avec réserve, surtout en l'absence de cicatrice ancienne, ou d'accident actuel venant corroborer le dire du malade. On en trouvera plusieurs exemples dans nos Obs. III, V, VI.

OBSERVATION I

DYSPHAGIE DE TROIS SEMAINES. — CHANCRE INDURÉ DE L'AMYGDALE (5910).

M. X... (adulte) se présente à la consultation du docteur Garel se plaignant de dysphagie remontant à trois semaines.

A l'examen, ulcération de l'amygdale ; adénopathie. Le malade est envoyé à la clinique du professeur Gailleton, où nous avons pu retrouver son observation que voici :

M. X..., salle Saint-Camille. Antécédents: chancre mou. Bubon ouvert à droite. Il y a un mois, début par douleur à la nuque, maux de tête violents surtout le soir. Puis survint un mal de gorge qui alla empirant malgré les traitements. Gros ganglions sous-maxillaires. Actuellement, l'amygdale droite est tuméfiée, rouge, taillée à sa surface d'une large ulcération en forme de plateau avec exsudat blanchâtre. Pas de plaque ni éruption. Traitement spécifique. Onze jours après les ganglions ont disparu.

OBSERVATION II

DYSPHAGIE DE DEUX MOIS. — ACCIDENT PRIMITIF DE L'AMYGDALE DROITE.

M. X... (adulte) souffre d'un mal de gorge, surtout à droite avec dysphagie très marquée pour liquides et solides. Au bout de huit jours ganglions sous-maxillaires volumineux.

Le malade est soigné par son médecin pour une amygdalite aiguë (Cautérisations, gargarismes). Vient à l'Antiquaille au commencement de mai, à la consultation du docteur Garel qui, de par le seul fait de la dysphagie, diagnostique la syphilis, et constate une ulcération grisâtre au niveau de l'amygdale droite. Le malade est envoyé à la clinique des maladies cutanées et syphilitique, où notre maître M. le professeur Gailleton porte aussi le diagnostic de chancre induré de l'amygdale.

A l'examen on constate que le malade est porteur d'une roséole confluente et de plaques muqueuses de la bouche.

L'accident primitif disparaît très vite sous l'influence du traitement spécifique. L'adénopathie sous-maxillaire unilatérale a persisté.

OBSERVATION III

DYSPHAGIE DE TROIS MOIS ET DEMI. — CHANCRE INDURÉ DE L'AMYGDALE DROITE (7243).

M. X..., (adulte), manœuvre, se plaint d'une douleur pour avaler datant de trois mois et demi. Interrogé au point de vue syphilis, n'avoue rien. Les amygdales ont été cautérisées par un médecin. Rien sur la langue. Sur les gencives quelques plaques ressemblant à des aphtes, sauf une qui paraît très douteuse.

On peut reconstituer ainsi l'histoire de ce malade : pendant un mois et demi dysphagie très intense avec amygdale droite tuméfiée, le médecin a cru à une amygdalite gangréneuse. A ce moment il y eut des ganglions du même côté (accident primitif). Depuis ce temps la dysphagie n'a pas cessé. Au bout d'un mois et demi l'amygdale opposée est prise, tuméfiée et douloureuse, à ce moment furent pratiquées, sans résultats d'ailleurs, des cautérisations (Accidents secondaires). Rien à la verge. Le malade a maigri de dix kilogs du fait de sa dysphagie. Le traitement (deux pilules Dupuytren) améliore très rapidement le malade.

OBSERVATION IV

DYSPHAGIE DE PLUSIEURS SEMAINES. — DIAGNOSTIC RÉTROSPECTIF PROBABLE DE CHANCRE INDURÉ DE L'AMYGDALE (5429).

M. X... (adulte). Le diagnostic de syphilis s'est imposé par la présence de l'éruption très intense aux mains, par de la céphalée tenace. Le malade raconte qu'il a eu en juillet dernier une angine avec dysphagie prolongée. Il s'agissait sans doute d'un accident primitif de l'amygdale.

Un mois après, le malade, revu, présente de nombreuses plaques muqueuses sur les amygdales, la paroi postérieure du pharynx et le côté de la luette.

OBSERVATION V

DYSPHAGIE DE SIX MOIS. — ACCIDENTS SECONDAIRES. — CHANCRE INDURÉ DE L'AMYGDALE PROBABLE (24658).

Mme X... (âge avancé) vient se plaignant d'une dysphagie remontant à six mois environ ce qui fait penser aussitôt à la syphilis. A l'examen, on trouve des plaques muqueuses de la gorge, perte de cheveux, plaques à l'anus et à la vulve, céphalée nocturne et diurne avec un aspect général excellent. On affirme la nature syphilitique de l'affection au grand étonnement de la malade qui habite la campagne avec un mari très rangé, affirme-t-elle. Pressée de questions elle apprend qu'elle a pris chez elle, depuis huit mois environ, un petit-fils alors âgé de neuf mois et qu'elle nourrit à la tasse et à la cuiller. De plus, le fils de la malade, père de l'enfant est marié à X... depuis quatre ans. Sa première femme est morte à la suite d'une fausse couche à six mois (première grossesse). Il s'est remarié trois mois après. Sa seconde femme eut une fausse couche au bout de quelques mois et, à sa deuxième grossesse, l'enfant en question arrivé à terme. Cet enfant envoyé à neuf mois chez sa grand'mère après avoir été nourri par sa mère, avait présenté un « bobo » à la lèvre, pour lequel on lui donna des remèdes indéterminés et dont on ne parla pas aux grands parents.

La malade prétend que son mari ne va pas bien depuis trois ou quatre mois.

Ajoutons encore qu'au début de sa maladie, la malade a été soignée pour les *oreillons* qui étaient alors épidémiques dans le pays. Il ne s'agissait sans doute que d'un paquet ganglionnaire relatif à un chancre induré de l'amygdale gauche, dont la cicatrice est encore visible (L'enfant, dans ce cas a dû contaminer ses grands-parents).

OBSERVATION VI

DYSPHAGIE DF QUINZE JOURS. — CHANCRE INDURÉ DE L'AMYGDALE (7039)

M. X... (adulte) se présente à la consultation du docteur Garel avec une dysphagie de quinze jours, nie tout antécédent syphilitique ; a eu un écoulement uréthral il y huit ans. A l'examen on constate une ulcération au sommet de l'amygdale droite et un énorme ganglion sous-maxillaire du même côté ; on diagnostique chancre syphilitique.

Le malade revient deux mois après, avec des plaques muqueuses de la commissure droite. L'accident primitif a disparu.

OBSERVATION VII

DYSPHAGIE DE CINQ MOIS. — ACCIDENTS SECONDAIRES. — DIAGNOSTIC RÉTROSPECTIF DE CHANCRE INDURÉ DE L'AMYGDALE (26719).

M. X... se plaint de dysphagie dont le début remonte à cinq mois. A souffert à ce moment de l'amygdale droite, qui était tuméfiée. Il s'agissait sans doute de l'accident primitif.

A l'examen de la gorge, nombreuses plaques muqueuses du voile et de la langue. Dans ce cas la dysphagie ne servit pas à faire le diagnostic qui ressortait des renseignements donnés par le malade.

OBSERVATION VIII

DYSPHAGIE DE VINGT JOURS.— ACCIDENT PRIMITIF DE L'AGMYGDALE (22502).

Mme X... se plaint d'un gonflement de l'amygdale gauche. Elle a de la douleur en avalant depuis vingt jours. La malade est envoyée par son médecin avec le diagnostic de dipthérie. On a pratiqué des injections de sérum. Pas de phénomènes généraux. On constate à gauche un gros paquet ganglionnaire de la région sous-maxillaire. Ganglions de la nuque. Mariée depuis trois mois.

Le mari interrogé avoue avoir eu la syphilis trois ans avant son mariage. L'évolution ultérieure à montré qu'il s'agissait d'un chancre induré de l'amygdale.

OBSERVATION IX

DYSPHAGIE D'UN MOIS. — ACCIDENT PRIMITIF DE LA LÈVRE INFÉRIEURE (26773).

M. X..., présente une ulcération en dedans de la lèvre inférieure à gauche. Il s'agit d'un chancre spécifique. Ganglions du cou à gauche. Dure depuis trois mois. Six semaines après l'apparition de l'ulcération dysphagie d'un mois. Celle-ci est revenue depuis quinze jours. A l'examen de la bouche, plaques muqueuses. Roséole. Céphalée nocturne.

OBSERVATION X

DYSPHAGIE DE QUARANTE JOURS. — ACCIDENTS SECONDAIRES. — DIAGNOSTIC RÉTROSPECTIF DE CHANCRE DE L'AMYGDALE (20196).

M. X... (adulte) se présente à la consultation du docteur Garel, porteur d'une affection des plus bizarres. Il s'agissait d'une angine ulcéreuse avec un gros ganglion correspondant sur le point de suppurer, ne resssmblant ni àde la syphilis, ni à de la tuberculose, ni à de la diphtérie. S'agissait-il d'actinomycose ? M. le docteur Dor, chef des travaux du professeur Poncet, pratique une ponction et ne trouve aucun élément spécial. Voici, d'autre part, le contenu d'une lettre accompagnant le malade,écrite par son médecin. « M. X..., il y a troit mois, fut pris d'un mal de gorge aigü avec les symptômes ordinaires. J'ai diagnostiqué amygdalite à points blancs. Tous disparurent, sauf un volumineux qui persista au sommet de l'amygdale, du volume d'une grosse tête d'épingle. Cautérisation pendant douze ou quinze jours (citron, acide lactique, collutoire phéniqué). Il ne restait presque plus rien, sauf un gros ganglion induré, quand le malade partit en voyage. Subitement il y a environ quinze jours, le malade qui croit avoir pris froid sentit une gêne pour avaler, c'est de cette époque que date la nouvelle affection ». Vingt jours après éclate une superbe éruption secondaire. M. le docteur Garel croit pouvoir reconstituer ainsi l'histoire de ce malade : chancre amygdalien gauche avec ganglion induré. Reprise des accidents un mois après sur les deux amygdales avec ganglion suppuré à gauche, jamais de fièvre.

Dans cette curieuse observation M. le docteur Garel avoue avoir été mis en défaut. L'affection paraissait si étrange, que l'idée ne lui vint pas d'appliquer sa règle et il ne prit pas en considération la dysphagie. Cependant il s'en fût une fois de plus bien trouvé. Cette observation est intéressante encore à un autre point de vue. Elle montre de quelles difficultés s'accompagne parfois le diagnostic du chancre de l'amygdale ; elle s'ajoute aux cas cités, fréquents, où l'affection a été confondue avec une amygdalite ulcéreuse. Dans ce cas enfin les accidents secondaires firent un instant songer à l'*actinomycose*.

CHAPITRE II

La dysphagie de la période secondaire est un phénomène banal; il est bien rare, en effet qu'à ce stade de l'infection syphilitique les malades n'aient pas à souffrir une ou plusieurs fois de la gorge. Et ces douleurs reconnaissent presque invariablement pour origine des syphilides muqueuse de l'arrière-bouche. La région amygdalienne, en particulier, est le foyer par excellence de ces manifestations, et le nom de « nid de syphilides » qu'on lui a donné paraît bien justifié. Les caractères de cette dysphagie sont des plus variables et nous devons les passer rapidement en revue.

Quant à la nature même de la douleur éprouvée par le malade, les plus grandes différences peuvent être observées. Il s'agit, en effet, soit d'une douleur insignifiante au passage du bol, soit, au contraire, de souffrances intolérables qui conduisent le malade à la cachexie par le fait de la dénutrition.

Il faut noter qu'il n'y a aucun rapport entre l'intensité des lésions et l'acuité des symptômes ressentis par les malades, et les syphilides gutturales ne rendent pas toujours compte des douleurs qu'ils accusent.

Tantôt la dysphagie existe pour les solides et les liquides, tantôt pour les premiers ou les seconds seulement. Dans d'autres cas, la déglutition de la salive est seule douloureuse.

Les femmes sont moins atteintes que les hommes, dans la proportion de 1 sur 4 d'après nos observations. Faut-il attribuer ce fait à ce que la femme ne fumant ordinairement pas est moins sujette aux manifestations secondaires de la bouche et de la gorge ? Ou bien doit-on dire, avec M. le professeur Augagneur, que la réaction du système lymphatique (notamment de l'amygdale linguale) dans l'infection syphilitique est toujours moins accusée chez la femme que chez l'homme ?

Très probablement les deux causes interviennent. Mais c'est là un point sur lequel nous aurons à revenir quand nous parlerons de la cause de cette dysphagie.

Sa durée est encore des plus variables. Pourtant tous les auteurs lui assignent d'un commun accord trois ou quatre semaines au moins.

Dans une communication faite à la Société de Dermatologie et Syphiligraphie de Paris (avril 1896) sur la pathogénie de la dysphagie secondaire, M. Augagneur s'exprime ainsi : « La durée de la dysphagie est variable et généralement longue ; rarement elle dure moins de trois à cinq semaines, parfois elle persiste pendant des mois ; Garel l'a vue durer pendant huit mois ; chez mes malades je l'ai observée fréquemment trois ou quatre mois ».

Ce sont là des données qui concordent absolument avec nos statistiques. Nous avons, en effet, trouvé que la dysphagie secondaire oscille, dans nos observations, entre vingt jours et six mois, et dure en moyenne 67 jours. Les cas ne sont pas rares où sa durée a atteint, 3, 4 et 5 mois.

Il n'est pas, croyons-nous, d'autre affection que la syphilis capable de causer une dysphagie aussi durable. Nous éliminons, en effet, tous les cas d'angine banales. Nous nous sommes, à leur sujet, expliqués à propos de l'accident primitif de l'amygdale. Restent enfin ces cas, très rares, de tuberculose et de cancer, où la règle sera fatalement mise en défaut.

Qu'on ne prétende pas, d'ailleurs, appliquer la formule de Garel à tous les syphilitiques, puisque bon nombre n'ont pas de dysphagie. Elle ne répond pas non plus aux cas, peu fréquents d'ailleurs, où la dysphagie est de courte durée. Ces cas sont d'autant moins souvent observés que le malade, s'il ignore la source de son mal, n'aura recours au médecin ou au laryngologiste qu'après plusieurs semaines de douleur, précisément quand la règle devient applicable.

La dysphonie due à des lésions laryngées peut ou non coïncider avec la dysphagie. Elle répond, en général, à des accidents secondaires du larynx, quelle que soit d'ailleurs leur forme. Mais ici encore on a trop associé la lésion au trouble fonctionnel. L'absence de signes subjectifs coïncidant avec des manifestations spécifiques secondaires est un fait fréquent;

aussi ces lésions ont-elles été considérées comme rares, parce que rarement recherchées. C'est là un point bien établi par Gouguenheim et son élève Bouchereau (Th. Paris, 1880).

Quoi qu'il en soit, la laryngite spécifique secondaire ne s'accompagne jamais de dysphagie, qu'il s'agisse d'érythème laryngé ou de laryngite hyperplasique. Toute dysphagie secondaire de longue durée tombe donc sous le coup de la règle de Garel, puisqu'elle siège toujours au niveau de l'arrière-gorge. Les malades, interrogés sur le siège de la douleur, portent le plus souvent la main à l'angle de la mâchoire, ou au niveau des amygdales.

Il ne faut plus songer, dans ces cas de dysphagie secondaire, à expliquer la douleur par une lésion apparente, comme dans le chancre amygdalien. Car, nous l'avons déjà dit, la dysphagie existe souvent en dehors de tout accident visible. Sans doute, il est des cas où les lésions sont telles qu'on ne saurait chercher ailleurs la raison des douleurs; sans doute encore, dans bien des cas, les lésions sont passées inaperçues, mais cette explication est, dans certains cas, complètement inadmissible.

Le gonflement amygdalien invoqué fréquemment n'est pas constant ici, et il existe d'autre part sans que la dysphagie soit observée.

Pour Mauriac, les muscles du pharynx seraient le siège d'une véritable myodinie, spéciale aux muscles de cette région.

Dans un travail déjà cité, M. le professeur Augagneur, en collaboration avec notre collègue Gallois, a rattaché la dysphagie secondaire douloureuse au gonflement de l'amygdale linguale. « Nous avons, M. Gallois et moi, examiné à l'aide du miroir laryngien 38 malades, hommes atteints de dysphagie, et chez tous nous avons observé une lésion que je considère comme la cause directe de la dysphagie. En arrière du V lingual, sur une petite région de forme quadrangulaire s'étendant du V à la face antérieure de l'épiglotte, on voit une saillie de volume variable suivant les cas. Ordinairement, la tuméfaction a le volume d'une amande à grand diamètre antéro-postérieur, situé exactement sur la ligne médiane; sa teinte rouge sombre, un peu livide, tranche sur la couleur des parties voisines. La surface est presque translucide, comme œdémateuse. Parfois, au lieu d'une surface homogène uniformément tuméfiée, on voit une série de saillies rougeâtres, quelques-unes isolées, d'autres agglomérées; il semble que l'amande ait été réduite en fragments. »

Cette lésion ne se rencontrait pas chez les malades non atteints de dysphagie. Il s'agit, en somme, d'une hypertrophie plus ou moins considérable de l'amygdale linguale. Or, au moment de la déglutition, « la langue est ramenée en haut et en arrière, pour presser le bol alimentaire contre la voûte palatine, grâce à la contraction du lingual inférieur. L'amygdale enflammée est alors comprimée entre le bol alimentaire et le muscle qui se contracte au-dessous d'elle en la tiraillant. »

C'est là une pathogénie qui cadre bien avec les travaux publiés récemment sur l'amygdale linguale.

Tous, en effet, font ressortir l'intensité de la douleur qui accompagne les affections de cet organe.

Dans un remarquable rapport d'Escat, sur la pathologie de l'amygdale linguale (Soc. franç. otol. rhinol. laringol., Paris 1898) se trouvent rassemblées les idées émises, dans ces dernières années, sur les manifestations spécifiques secondaires de l'amygdale linguale. On y a signalé non seulement des plaques muqueuses (Zeissl, 1877; Jullien, 1886), mais aussi une hypertrophie spécifique étudiée à nouveau par Labit (1891). Ricci, en 1897 (Ac. de Turin), a apporté une nouvelle contribution à la question. Moure et Raulin décrivent deux formes d'hypertrophie spécifique: l'une mettant en cause seulement l'organe lymphoïde, l'autre atteignant aussi la couche sous-muqueuse. Escat décrit ensuite des lésions assez semblables à celles dont nous avons parlé plus haut. « Il est certain, dit-il, que les amygdales palatines ont leur part dans ce symptôme (dysphagie), mais nous croyons, avec Augagneur, que la plus large part doit être accordée à l'amygdale linguale, A la clinique de dermato-syphiligraphie de Toulouse, où nous examinons systématiquement tous les syphilitiques au miroir laryngien, j'ai pu me convaincre que les altérations syphilitiques secondaires de l'amygdale linguale étaient aussi banales que celles de l'amygdale palatine. »

Nous avons, quant à nous, recherché, dans les différents services de l'Antiquaille, les cas de dysphagie secondaire alors présents. Sur une dizaine de cas environ observés au miroir laryngien, nous avons reconnu deux fois seulement la tuméfaction en masse de l'amygdale linguale dont parle M. Augagneur. Dans les autres cas, il s'agissait, conformément à la description de cet auteur, de petites bosses inégales, tomenteuses, s'étendant jusqu'à la région épiglottique.

Le rôle attribué à l'amygdale linguale par les auteurs que nous venons de citer n'est-il pas excessif et ne faut-il pas, avec A. Renault, faire intervenir, dans la production de la dysphagie secondaire l'anneau complet de Waldeyer ? C'est là une question qu'il ne nous appartient pas de trancher.

Nous ne croyons pas, malgré cette longue digression au sujet d'un point intéressant et peu connu de pathogénie être sorti de notre sujet, puisqu'il s'agit de dysphagie secondaire.

Mais quelque opinion qu'on ait de son origine, elle n'en constitue pas moins une manifestation bien nette comme intensité et d'une durée telle qu'aucune autre ne lui saurait être comparée. Et la règle de Garel nous semble, encore ici avoir toute sa valeur.

On pourra, nous l'espérons, s'en convaincre à la lecture des observations qui suivent. On nous pardonnera leur monotonie. Nous ne saurions, quant à nous, nous en plaindre, puisqu'elles témoignent toujours en notre faveur.

Nous avons dû, en raison de leur multiplicité, les formuler souvent en quelques mots. Nous n'avons, dans ce cas, retenu que ce qui concerne directement notre sujet.

OBSERVATION I

Dysphagie d'un mois. — Accidents secondaires (16012).

M. X... (adulte) se plaint de dysphagie qui dure depuis un mois. On lui déclare qu'il doit avoir la syphilis. Négation formelle du malade. A l'examen, deux grosses amygdales tapissées de plaques muqueuses et ganglions cervicaux de la nuque. A eu quelques boutons dans le cuir chevelu.

L'affirmation de syphilis est réitérée et le malade raconte avoir eu, il y a trois ans, une ulcération sans importance sur la verge, soignée par un pharmacien qui déclara que « ce n'était rien ».

On note des plaques muqueuses sur les bourses. Ignore l'origine de l'accident primitif ; n'a vu qu'une seule et même femme depuis deux ans.

OBSERVATION II

Dysphagie de douze jours. — Accidents secondo-tertiaires (18699).

M. X... (adulte) se plaint d'une douleur à la gorge qui a débuté il y a douze jours. Vient avec sa femme ; interrogatoire impossible. Est porteur d'une ulcération végétante au niveau du pharynx à gauche. Revient huit jours après, avoue avoir contracté la syphilis (il y a 15 ans). A pris 4 gr. KI, guérison à peu près complète. Continuation du traitement. Quinze jours après plus de trace d'ulcération.

Un mois après revient pour leucoplasie linguale.

OBSERVATION III

Dysphagie de plusieurs mois. — Accidents secondaires (16572).

M. X... (adulte) se plaint de dysphagie datant de trois mois au moins. Interrogé au sujet de la syphilis raconte une histoire de refroidissement, finit par avouer un bouton sur la verge, il y a trois mois.

Rougeur du voile avec plaques muqueuses.

OBSERVATION IV

DYSPHAGIE DE 1 MOIS. — ACCIDENTS SECONDAIRES (24915).

M. X... se présente avec une superbe « corona Veneris »; accuse une dysphagie de 1 mois. Le voile du palais est semé de plaques muqueuses. A eu, il y a deux mois et demi, une écorchure à la verge à laquelle il n'attacha aucune importance. Roséole. Croûtes dans les cheveux. Laryngite secondaire.

OBSERVATION V

DYSPHAGIE DE DEUX MOIS. — ACCIDENTS SECONDAIRES (24180).

M.X... se plaint de dysphagie qui dure depuis deux mois, plaques muqueuses des parois du pharynx. Avoue un chancre infectant du doigt l'année précédente.

OBSERVATION VI

DYSPHAGIE DE TROIS MOIS. — ACCIDENTS SECONDAIRES (24238).

Mme X... (adulte) se plaint de dysphagie datant de trois mois. Rougeur du voile, plaques muqueuses du palais et du pilier antérieur, de la pointe de la langue, un ganglion à la nuque, à droite. A eu un certain nombre d'enfants bien portants, une fausse couche dans le cours de cette année. Mariée deux fois. Le mari, interrogé, nie tout. Un syphiligraphe de Paris voit la malade et confirme le diagnostic (plaques muqueuses).

OBSERVATION VII

DYSPHAGIE DE DEUX MOIS. — ACCIDENTS SECONDAIRES (24250).

M. X..., adulte, se plaint de dysphagie qui remonte à deux mois ; on apprend à grand peine qu'il a eu, il y a cinq mois, un chancre qualifié « herpes ». Glandes au cou, céphalée tout le mois de décembre. Douleurs rhumatoïdes aux mains et aux bras. Eruption psoriasiforme au cuir chevelu et à la paume des mains. Plaques muqueuses de la commissure labiale et du pilier droit.

OBSERVATION VIII

DYSPHAGIE DE DEUX MOIS. — ACCIDENTS SECONDAIRES (22742).

M. X..., adulte, se plaint de dysphagie datant de deux mois. Interrogé au point de vue spécifique, avoue un chancre, il y a 8 mois. Traité par un syphiligraphe de Lyon. Plaques muqueuses buccales.

OBSERVATION IX

DYSPHAGIE DE DEUX MOIS. — ACCIDENTS SECONDAIRES (22355).

Mme X..., vient pour dysphagie de deux mois. L'année dernière, en revenant des eaux, a eu un bouton à l'anus avec céphalée de un mois. Ganglions de l'aine ; a eu deux fois des éruptions généralisées. Ganglions du cou à gauche. Plaques muqueuses des piliers.

OBSERVATION X

DYSPHAGIE UN MOIS ET DEMI. — ACCIDENTS SECONDAIRES (22245).

M. X..., adulte. En janvier amygdalite qui dura un mois. Dysphagie depuis un mois environ. Larges plaques secondaires de la bouche et des piliers. Avoue une écorchure à la verge il y a cinq mois (soi-disant herpes), puis roséole.

OBSERVATION XI

DYSPHAGIE D'UN MOIS. — ACCIDENTS SECONDAIRES (20875)

Mme X... (Une lettre du médecin traitant dit que la malade souffre d'une angine depuis un mois, il y a eu frissons, état saburral. Les maux de tête ont persisté depuis, surtout la nuit, quelques ganglions cervicaux, des dépôts blanchâtres ont été de temps en temps notés, surtout à droite, chute des cheveux, plusieurs accouchements, un seul enfant vivant, âgé de 15 mois; ne croit pas à la nature spécifique, les gargarismes n'ont pas sensiblement amélioré l'état des amygdales. Mme X... se plaint beaucoup de maux de tête, de lassitude; état général touché).

La malade vient à la consultation du docteur Garel, pour dysphagie depuis un mois. Le médecin traitant reconnaît tous les accidents secondaires. Le mari, interrogé, avait un chancre en janvier. N'a pas eu, dit-il, de rapports avec sa femme depuis cette époque. L'amygdale droite est encore un peu ulcérée, c'est de ce côté qu'il existe des ganglions. Impossible de dire si la porte d'entrée est l'amygdale ou la zone génitale.

OBSERVATION XII

DYSPHAGIE DE QUATRE MOIS. — ACCIDENTS SECONDAIRES (20875)

M. X... (adulte) vient avec dysphagie datant de 4 mois. Le mot syphilis est prononcé, le malade nie tout.

A l'examen de la bouche l'amygdale gauche est couverte de plaques muqueuses.

Devant l'affirmation de syphilis, le malade interrogé reconnaît qu'il s'est écorché le filet pendant un coït, ce qui donna lieu à une hémorrhagie de cinq minutes; un pharmacien consulté a déclaré que « ce n'était rien »; a eu de la céphalée nocturne; a vu un médecin il y a 1 mois 1/2 qui a cautérisé les amygdales au nitrate.

OBSERVATION XIII

DYSPHAGIE DE CINQ SEMAINES. — ACCIDENTS SECONDAIRES (18310)

M. X... vient pour mal de gorge datant de cinq semaines; aurait pris d'abord une amygdalite gauche qui a duré quelques semaines sans percer. Pendant deux jours énorme esquinancie.

Quelques jours après le début de l'amygdalite a eu des rapports incomplets avec une fille (n'avait eu aucun rapport depuis plus d'un an); huit jours après constate une écorchure du filet.

Actuellement deux grosses amygdales avec plaques muqueuses, ganglions de la nuque, roséole. Le chancre persiste,

(Le médecin traitant ce malade l'adresse au docteur Garel croyant à une hypertrophie simple pour ablation des amygdales).

OBSERVATION XIV

DYSPHAGIE DE TROIS SEMAINES. — ACCIDENTS SECONDAIRES (20971)

Mme X... se plaint de dysphagie depuis trois semaines; mariée depuis dix mois. Fausse couche à trois mois en octobre. Pas de roséole apparente. Amygdales très suspectes de taches opalines. Quelques ganglions cervicaux. Céphalalgie tenace. Expectation jusqu'à la visite du mari. Celui-ci déclare n'avoir jamais eu de chancre.

OBSERVATION XV

DYSPHAGIE DE TROIS MOIS. — ACCIDENTS SECONDAIRES (18204)

M. X... (adulte). Voix voilée depuis trois ans. Dysphagie depuis trois ou quatre mois. Le malade se défend d'avoir eu la syphilis. Plaque muqueuse des amygdales. Roséole, ganglions de la nuque.

Le malade avoue alors un chancre il y a quatre mois sur le filet.

OBSERVATION XVI

DYSPHAGIE DE TROIS MOIS. — ACCIDENTS SECONDAIRES (18294)

M. X... (adulte) se plaint de dysphagie remontant à trois mois. Avoue avoir eu la syphilis, chancre il y a six mois. Plaques muqueuses de la bouche. Croûtes dans les cheveux. Rougeur du voile et plaques des piliers.

OBSERVATION XVII

DYSPHAGIE DE DEUX MOIS. — ACCIDENTS SECONDAIRES (18398)

Mlle X... (adolescente) se plaint de dysphagie remontant à deux mois. La présence de la mère rend l'interrogatoire impossible.

Accidents secondaires (plaques, chute des cheveux) datant de deux mois.

OBSERVATION XVIII

DYSPHAGIE DEPUIS SIX MOIS. — ACCIDENTS SECONDAIRES (18341).

Mme X... vient pour dysphagie des liquides et solides datant de six mois. Fausse couche il y a six mois, chûte des cheveux il y a deux mois. Plusieurs plaques muqueuses de la bouche. Tout se confirme neuf jours après par l'interrogatoire du mari vu séparément. Six mois après revient pour quelques accidents secondo-tertiaires de l'aile du nez et de la voûte palatine.

OBSERVATION XIX

DYSHAGIE DE DEUX MOIS. — ACCIDENTS SECONDAIRES (25176).

M. X... se plaint de dysphagie depuis deux mois ce qui fait songer à la syphilis. Le malade ne peut être interrogé à cause de la présence de sa mère ; à l'examen plaques muqueuses non douteuses et roséole sur le tronc. Les plaque. siègent sur les piliers, voile et luette ; ganglions de la nuque Traitement mixte.

OBSERVATION XX

GÊNE DE LA DÉGLUTITION DEPUIS TROIS MOIS. — DOULEUR DEPUIS TROIS JOURS. — ACCIDENTS SECONDAIRES (26176).

M. X... se plaint de gêne pour déglutir depuis trois mois. Depuis trois jours seulement il s'agit de vraie dysphagie. Accidents secondaires nets dans la bouche. Le malade avoue des rapports suspects il y a quatre mois.

Le diagnostic de syphilis fut vérifié par un syphiligraphe de l'Antiquaille.

OBSERVATION XXI

DYSPHAGIE D'UN MOIS. — SIMPLE GÊNE DEPUIS TROIS MOIS. — ACCIDENTS SECONDAIRES (26354).

M. X... (adulte). La maladie a débuté par une gêne dans la gorge il y a trois mois, devenue dysphagie vraie depuis un mois d'où diagnostic de syphilis. A l'examen plaques muqueuses de la gorge. Pas de trace de chancre. A eu, il y a cinq mois, un bouton dur à droite, en dedans de la lèvre. Un petit bouton au cuir chevelu.

OBSERVATION XXII

DYSPHAGIE DE DEUX MOIS ET DEMI. — ACCIDENTS SECONDAIRES (18925).

M. X... se plaint de dysphagie dont le début remonte à deux mois et demi. L'idée de syphilis s'impose et l'interrogatoire est dirigé dans le sens d'un coït infectant il y a un an. On trouve seulement une plaque muqueuse à la lèvre supérieure. Rien de net dans la gorge. Chute des cheveux

Plaques muqueuses à l'anus. Rien à la verge; le chancre a dû être inoculé par la bouche. Rien sur le tronc.

OBSERVATION XXIII.

DYSPHAGIE DE TROIS MOIS. — ACCIDENTS SECONDAIRES PROBABLES (20287).

Mme X... se présente avec un mal de gorge durant depuis trois mois, la syphilis est aussitôt recherchée. Gorge suspecte. Ganglions cervicaux postérieurs. Chute des cheveux. Céphalées. Soupçon de roséole. Ganglions inguinaux. Le médecin traitant a déjà ordonné KI.

OBSERVATION XXIV.

DYSPHAGIE DE DEUX MOIS. — ACCIDENTS SECONDAIRES (5358).

Mme X..., adolescente, a eu un chancre de la grande lèvre gauche, il y a trois mois, survenu trois semaines après un coït. Un peu après, douleur de l'arrière-gorge à la déglutition qui persiste jusqu'à ce jour. Le diagnostic de syphilis est aussitôt confirmé par l'examen. Amygdale et luette grosses, tomenteuses, couleur livide, sans plaques actuelles. La malade a dû rester 15 jours au régime lacté absolu. A la vulve, 20 ou 25 plaques muqueuses végétantes. Quelques traces de roséole. Pigmentation du cou, amaigrissement, pâleur.

OBSERVATION XXV.

DYSPHAGIE DE QUINZE JOURS. — ACCIDENTS SECONDAIRES (5359).

Mme X..., adolescente, vient pour dysphagie douloureuse datant de 15 jours. Dit avoir eu, il y a un mois, une éruption sur tout le corps : on en voit des traces. On ne trouve pas à l'interrogatoire des traces de l'accident primitif. Actuellement, hypertrophie modérée des amygdales, arrière-gorge rouge, sombre, pas de plaques sur les amygdales, sauf une légère ulcération (?) à la partie supérieure de l'amygdale gauche; sur la langue en avant, plaques non douteuses. Il y en a aussi sur les grandes et petites lèvres. Céphalée depuis un mois. Perte des forces. Amaigrissement.

OBSERVATION XXVI

Dysphagie de trois semaines. — Accidents secondaires (?) (5309).

Mme X... (adolescente) se plaint de dysphagie datant de trois semaines. Du côté des amygdales, on voit, de chaque côté, un érythème avec hypertrophie des amygdales; ni ulcérations, ni points blancs. Traitement spécifique. Quelques jours après plus de dysphagie. La rougeur de l'arrière-gorge a disparu, l'amygdale droite reste un peu grosse, la roséole à complètement disparu.

OBSERVATION XXVII

Dysphagie de plusieurs mois. — Accidents secondaires (7047).

M. X... (adulte) se plaint de dysphagie prolongée; léger gonflement de la corde droite. Rougeur du pharynx.

Revient quinze jours après avec roséole nette. Un mois après, teinte rouge vermillon des piliers antérieurs, hypertrophie de l'amygdale. La dysphagie persiste. Plaques muqueuses. Iritis gauche. Le malade est envoyé à la clinique ophtalmologique. Revient cinq mois après. Le voile du palais est marbré de plaques.

OBSERVATION XXVIII

Dysphagie de cinq semaines. — Accidents secondaires (7273).

M. X... (adulte). Gêne à la déglutition des solides et des liquides depuis cinq semaines; la douleur se montre surtout à la déglutition des liquides froids. A vu apparaître une ulcération à la lèvre inférieure il y a trois mois reposant sur un fond dur, avec adénopathie sous-maxillaire. Elle a mis trois semaines à disparaître. Actuellement, au siège de l'ulcération, induration nette ; ganglions sous-maxillaires et à la nuque. Roséole type. Plaques muqueuses de l'arrière-gorge.

OBSERVATION XXIX

DYSPHAGIE DE QUINZE JOURS. — ACCIDENTS SECONDAIRES (7641).

Mme X... (adulte), dysphagie de quinze jours. Un syphiligraphe de Lyon a institué le traitement spécifique. Erythème vermillon de la luette principalement.

OBS. XXX. — Dysphagie de deux mois. H. Accidents secondaires de la gorge (1684).

OBS. XXXI. — Dysphagie de vingt jours. H. Plaques muqueuses de la gorge (23261).

OBS. XXXII. — Dysphagie de deux mois. F. Plaques muqueuses à la vulve et à l'anus (2450).

OBS. XXXIII. — Dysphagie de six semaines. H. Plaques muqueuses de l'amygdale droite (20584).

OBS. XXXIV. — Dysphagie de deux mois. H..., avoue chancre il y a quatre mois (24221).

OBS. XXXV. — Dysphagie de trois mois. H. Avoue chancre. Roséole (24048).

OBS. XXXVI. — Dysphagie de deux mois. H Chancre avoué. Accidents secondaires de la luette (22954).

OBS. XXXVII. — Dysphagie de trois mois. H. Accidents secondaires des amygdales. Chancre avoué (22445).

OBS. XXXVIII. — Dysphagie de quatre mois. H. Accidents secondaires de la bouche et pharynx. Chancre avoué (2044).

OBS. XXXIX. — Dysphagie d'un mois. H. Lésions secondaires de la bouche et du pharynx. Chancre avoué (2090).

OBS. XL. — Dysphagie de deux mois. H. Plaques muqueuses du voile et de l'épiglotte (7121).

Obs. XLI. — Dysphagie de deux mois. H. Plaques muqueuses du pilier droit (7234).

Obs. XLII. — Dysphagie d'un mois et demi. H. Accidents secondaires de la bouche (7690).

Obs. XLIII. — Dysphagie de cinq mois. H. Plaques muqueuses du voile (7972).

Obs. XLIV. — Dysphagie de trois mois. H. Plaques muqueuses du pharynx et du larynx (5562).

Obs. XLV. — Dysphagie de deux mois. H. Plaques muqueuses du pilier antérieur droit. Roséole (5529).

Obs. XLVI. — Dysphagie d'un mois. H. Plaques muqueuses de la lèvre supérieure.

Obs. XLVII. — Dysphagie de quinze jours. H. Plaques muqueuses de la bouche. Chancre avoué (20973).

Obs. XLVIII. — Dysphagie de 4 semaines. H. Herpès (?) du gland il y a 6 mois. Plaques muqueuses. Roséole (20463).

Obs. XLVIX. — Dysphagie de 3 mois. H Plaques muqueuses de la bouche et de la gorge (20252).

Obs. L. — Dysphagie de 6 mois. H. Accidents secondaires. Cicatrice sur l'amygdale (chancre ?) (26041).

Obs. LI. — Dysphagie de 7 mois. F. Plaques muqueuses de la lèvre, des amygdales et de l'anus. Roséole.

Obs. LII. — Dysphagie de 20 jours. H. Plaques muqueuses des amygdales. Chancre il y a 2 mois (26556).

Obs. LIII. — Dysphagie de 2 mois. H. Diagnostic de syphilis. Plaques muqueuses de la bouche (5123).

Obs. LIV. — Dysphagie de 2 mois. H. Pas de lésion apparente. Traitement spécifique. 12 jours après roséole. La dysphagie a disparu (5680).

Obs. LV. — Dysphagie de 2 mois. H. Nie tout antécédent spécifique. Plaques muqueuses de la bouche. Roséole. Avoue un chancre il y a 6 mois (18305).

CHAPITRE III

Les manifestations tertiaires de la syphilis, plus encore que les précédentes s'accompagnent de dysphagie prolongée. Si on consulte les travaux publiés à ce sujet : Martellière (angine syphilitique. Th. Paris, 1887), ; Pivaudran (amygdalite syphilit. Th. Paris, 1884); Viard (syph. tert. de la gorge. Th. Paris, 1887); Henry (syph. tert. de la gorge. Th. Paris, 1894) ; on constate que tous les auteurs mentionnent de la dysphagie prolongée. Mauriac, dans son remarquable travail sur la syphilis tertiaire, dit « qu'à un degré plus ou moins élevé, la dysphagie accompagne toujours les lésions douloureuses tertiaires du pharynx». Il y a donc, sur ce point, accord unanime.

Cette dysphagie est, d'autre part, un fait courant, en raison même de la fréquence des manifestations tertiaires, au niveau de l'arrière-gorge.

Ce sont, à cette période de la syphilis, des gommes ou des ulcérations, selon qu'il s'agit d'un accident plus ou moins ancien, car l'ulcération tertiaire doit, selon la majorité des auteurs, être considérée, comme le stade avancé d'une gomme qui l'a précédée chronologiquement. Celle-ci, en vertu d'un processus de destruction, s'ulcère bientôt et la phase de nécrose commence, donnant lieu à des accidents divers, dont le plus fréquent est la perforation du voile et sa destruction plus ou moins complète. La période de réparation est ensuite caractérisée par ces adhérences, si souvent observées, et qui ne constituent pas les moindres inconvénients de la syphilis tardive.

Mais, qu'il s'agisse d'une gomme ou d'une ulcération, la dysphagie prolongée est la règle. C'est même à cette période qu'elle atteint son maximum de durée, si bien qu'il est fréquent de la voir persister des mois entiers. Dans les cas que nous avons observés sa durée moyenne était de 120 jours et elle oscillait entre trois semaines et 10 mois. Il est encore une forme de dysphagie que nous devons signaler et et que l'on pourrait qualifier d'intermittente. Elle se manifeste par séries de plusieurs jours avec remittences et cela pendant des mois. On trouvera, dans nos observations, 3 cas de ce genre (dysphagie périodique de 8, 10 et 15 jours, pendant plusieurs mois).

Bien que ne paraissant pas, au premier abord, ressortir à la règle de Garel, ces cas sont cependant cliniquement du domaine de la syphilis, et il nous semble qu'il y a lieu de les prendre en considération.

La dysphagie tertiaire, si elle dure plus longtemps, est, en général, moins intense que celle observée à la période secondaire, et surtout à la période primaire. Cependant il n'est pas rare d'en observer des cas où elle prend une importance telle que le malade se cachectise rapidement.

Il est donc hors de doute que la syphilose tertiaire bucco-pharyngienne s'accompagne de dysphagie prolongée. Mais existe-t-il d'autres affections qui soient dans ce cas et qui puissent, au point de vue seul de la dysphagie, donner le change ?

Il est une maladie chronique souvent observée qui s'accompagne presque toujours de dysphagie durable : c'est la phtisie laryngée. Nous avons déjà dit pourquoi il faut *a priori* l'éliminer en raison du caractère même de cette gêne de la déglutition, et nous prétendons qu'elle ne ressortit nullement à la règle de Garel, car il s'agit d'une dysphagie siégeant non plus au niveau de l'arrière-gorge, mais beaucoup plus bas, au niveau du larynx. Un malade de ce genre, interrogé sur le siège de sa douleur, joindra le geste à la parole et montrera la partie moyenne du cou, tandis qu'un syphilitique portera la main sur l'angle de la mâchoire. Si on nous alléguait que le malade dit souvent ce qu'on veut lui faire dire, nous répondrions que, le plus souvent, il n'a même pas été encore interrogé et que son premier mot et surtout son premier geste sont absolument spontanés. La distinction que nous établissons, subtile en apparence, relève donc purement de l'observation clinique et nous prenons ici à témoins tous les spécialistes qui ont été à même d'étudier parallèlement un grand nombre de malades atteint, de syphilis de la gorge ou de phtisie laryngée.

Nous n'insisterons pas, d'autre part, sur les différences que l'on constate souvent au simple aspect extérieur entre un tuberculeux plus ou moins avancé et un syphilitique.

La distinction que nous avons établie se trouve confirmée par un travail de Fink de Hambourg (qui, soit dit en passant, constitue la seule appréciation de la règle de Garel que nous ayions pu découvrir dans la littérature médicale récente). L'auteur s'exprime ainsi (Recueil du Dr Bresgen, Francfort 1896) : « Garel établit en règle qu'une dysphagie dans la région de l'isthme du gosier, si elle dépasse trois semaines de durée est toujours syphilitique. Cette règle est, comme je m'en suis convaincu par de nombreuses observations, d'une sûreté presque infaillible. On ne se trompe presque jamais quand on tient immédiatement pour syphilitique, un malade qui présente un tel symptôme, et cela avant même d'avoir examiné sa gorge. Les accidents dysphagiques dont se plaignent les malades dans la laryngite tuberculeuse ou dans les ulcérations syphilitiques tertiaires de l'épiglotte ou des aryténoïdes ne peuvent donner le change, *puisque de par les rapports anatomiques ils siègent beaucoup plus bas*. La règle de Garel a de la valeur non seulement pour les accidents secondaires, mais encore pour les manifestations tertiaires de l'isthme ».

D'autres affections peuvent encore donner lieu à une dysphagie de longue durée, mais il s'agit de cas exceptionnels, ne pouvant entrer en ligne de compte vu la fréquence des accidents syphilitiques. Telles sont certaines amygdalites, à évolution particulièrement lente, des abcès chroniques enkystés de l'amygdale dont les cas pourraient être comptés, la tuberculose miliaire aiguë d'Isambert. Citons aussi certaines ulcérations douloureuses du diabète.

Enfin le cancer de l'amygdale restera toujours une affection réfractaire à l'application de la formule. Il faudra alors s'en tenir aux signes classiques et à la marche de la maladie. Mais ne s'agit-il pas encore d'une affection relativement rare ? D'ailleurs, pratiquement, la syphilis est toujours soupçonnée et, même en présence d'un cancer manifeste, on ne doit pas négliger de donner de l'iodure comme pierre de touche. La clinique enseigne donc qu'ici encore l'idée de syphilis doit être en premier lieu prise en considération.

Peut-on assigner d'autre cause à la durée de la dysphagie tertiaire que la lenteur même d'évolution qui est le propre des accidents ? Car il s'agit bien ici de lésions syphilitiques appréciables à l'œil, et, en général, d'importance telle que la douleur doit leur leur être immédiatement rapportée. « En pareil cas, dit Mauriac, la dysphagie n'est pas mécanique, elle ne provient pas d'un obstacle matériel au passage des liquides ou des solides, elle est incessamment provoquée par la crainte des souffrances que provoque le passage des aliments sur les ulcérations. Elle résulte aussi du désarroi que cette crainte et la sensation douloureuse jettent dans la synergie des contractions musculaires d'un appareil aussi compliqué que le pharynx. »

Pour M. Garel, la douleur est causée surtout par la compression des filets nerveux au niveau de la zone érythémateuse qui entoure l'ulcération. Cette opinion s'appuie sur ce fait que l'administration de l'iodure supprime très rapidement la dysphagie (quelquefois en 48 heures). Or, le premier effet du médicament est de faire disparaître la rougeur, bien avant que l'ulcération elle-même soit sensiblement modifiée.

Nous ne voulons pas dire que la lésion qui commande la dysphagie soit toujours facilement découverte à une inspection banale de la gorge. Il est de toute nécessité de la rechercher, au contraire, avec le plus grand soin, et l'usage du miroir laryngien sera toujours de rigueur. Il n'est pas rare d'apercevoir ainsi une gomme située par exemple sur le dos du voile et passée inaperçue, lors d'examens antérieurs. Nos observations contiennent plusieurs cas de ce genre.

La règle de Garel nous semble donc encore applicable aux cas de dysphagie tertiaire, moyennant les quelques restrictions que nous avons apportées.

OBSERVATION I.

DYSPHAGIE DE SIX MOIS. — ACCIDENTS TERTIAIRES (26949).

M. X... vient consulter pour dysphagie durant depuis plus de six mois. Déglutition très douloureuse pour la salive et pour le vin, les solides passent presque sans douleur ; a maigri ; nie énergiquement la syphilis. A l'examen, boursoufflement avec ulcération de la paroi latérale gauche du pharynx et infiltration de la moitié gauche de l'épiglotte et du ligament aryténo-épiglottique. La nature de la lésion ne fait plus de doute. En présence des négations si fermes du malade, M. Garel lui fait remarquer qu'il est fort regrettable qu'il n'ait pas eu la syphilis, car ses lésions auraient été plus vite guéries. Le malade réfléchit un moment et avoue une chaudepisse et un instant après un petit chancre volant du frein, il y a trente ans; n'a d'ailleurs pas été soigné. On prescrit KI 4 grammes.

Le malade revient sept jours après et, dès son arrivée, déclare qu'il a eu la vérole, non pas il y a trente ans mais bien il y a trente-quatre ans.

Le troisième jour du traitement les douleurs ont complètement disparu. Actuellement ne souffre plus. Les lésions ont diminué notablement.

OBSERVATION II.

DYSPHAGIE DE DEUX MOIS. — ACCIDENTS TERTIAIRES (7752).

Mme X... se plaint de dysphagie datant de deux mois. Depuis quelques mois, céphalées nocturnes. Rien à l'examen. En l'absence de M. le docteur Garel, le traitement spécifique (KI 3 grammes) est institué par notre collègue Bernoud, interne du service. M. le docteur Garel examine la malade quelques jours après, tous les phénomènes fonctionnels ont disparu ; l'examen lui montre à la base de la langue au niveau de l'amygdale linguale volumineuse, de la grosseur d'une noisette, une petite ulcération blanchâtre allongée dans le sens antéro-postérieur, ovalaire. Deux jours après la saillie a diminué considérablement. Dix jours après tout a disparu.

La malade nie tout antécédent spécifique.

(Il s'agit ici d'un cas intéressant où le diagnostic fut porté d'abord simplement d'après la dysphagie. La lésion, difficile à trouver, ne fut aperçue que quelques jours après. La malade n'en bénéficia pas moins dès le début du traitement spécifique).

OBSERVATION III

DYSPHAGIE DE 3 MOIS. — ACCIDENTS TERTIAIRES (14299).

Mme X... (âgée) se présente pour dysphagie datant de 3 mois, ce qui éveille aussitôt le soupçon de syphilis. La voix est nasonnée, cependant on songe à une affection maligne. Mais à l'ouverture de la bouche, la syphilis n'est plus douteuse.

Rougeur vive, perforation du voile, légère ulcération à droite, etc.

Nie toute contagion de son mari ; tient un café et croit avoir bu après quelqu'un de malpropre, ce qui lui aurait donné une maladie vénérienne il y a trois ans. Coryza depuis cinq mois.

Traitement : KI 6 grammes.

Deux mois après, revient avec accidents multiples du côté gauche. Souffre depuis deux mois. Coryza de la narine gauche. N'a pas voulu prendre KI de peur « de devenir folle ». Ulcération du pharynx et du voile. Rougeur diffuse.

Traitement : KI 4 grammes.

OBSERVATION IV

DYSPHAGIE DE 7 MOIS. — ACCIDENTS TERTIAIRES (24051).

M. X..., adulte. Accidents spécifiques il y a trois ans. A toujours eu avant la syphilis des poussées d'amygdalite. Le diagnostic est établi d'emblée d'après la dysphagie qui remonte à sept mois.

A l'examen, gomme de l'amygdale gauche ulcérée. Luette rejetée à droite hypertrophiée. KI 5 grammes.

Huit jours après, le malade est revu. La dysphagie a disparu au bout de trois jours. La cicatrisation est très avancée.

Le malade revient de nouveau ayant pris de l'iodure vingt-cinq jours 5 grammes et un mois 2 grammes. Actuellement, cicatrice linéaire suivant le bord libre du pilier antérieur, un peu de rougeur du pilier postérieur.

Le malade revient trois mois après pour douleur de la gorge. Rougeur du pilier gauche et gonflement de l'amygdale. Le malade est remis à l'iodure (6 grammes). A fumé depuis quelques jours, ce qu'il n'avait pas fait depuis longtemps.

OBSERVATION V

DYSPHAGIE DE 15 JOURS (A RÉPÉTITION). — ACCIDENTS TERTIAIRES (7092).

Mme X... (adulte), se plaint d'une dysphagie qui revient à intervalles variables et dure en moyenne quinze jours.

Nie tout antécédent. Fausse couche à trois mois et demi. Traitée, il y a six ans, à la clinique de l'Antiquaille, pour ulcère de jambe. Porteur d'ulcérations de la gorge. KI 3 grammes.

Vingt jours après, cicatrisation complète. La dysphagie a rapidement cédé au traitement.

OBSERVATION VI

DYSPHAGIE D'UN MOIS. — ACCIDENTS TERTIAIRES. — (26803).

M. X... (adulte) se plaint d'éprouver une certaine gêne de la gorge depuis un mois. Le soir, en particulier, il éprouve de la douleur. A l'interrogatoire avoue avoir, il y a quatre ans, contracté la syphilis. La gorge seule est examinée, pas de lésions, la dysphagie paraît douteuse. En raison des antécédents on donne KI 2 gr.

Un mois après, le malade revient avec enchifrènement du côté gauche et dysphagie douloureuse du côté droit. Cette fois, la dysphagie est très caractérisée. Le malade, interrogé, avoue n'avoir pas suivi la prescription, à cause d'accidents amenés par l'iodure.

Rougeur de la partie droite du pharynx, un petit point ulcéré. A la rhinoscopie postérieure, on voit que la lésion remonte un peu du côté du naso-pharynx à droite. A gauche, gomme ulcérée à la partie supérieure du pavillon tubaire qui rejoint même un peu la voûte du naso-pharynx. KI 4 grammes.

La dysphagie a disparu au bout de trois jours de traitement.

OBSERVATION VII

DYSPHAGIE DE DEUX MOIS. — ACCIDENTS TERTIAIRES (18567).

Mme X... (adulte) vient pour un mal de gorge datant de deux mois; dysphagie intense; diagnostic immédiat de syphilis (malgré le diagnostic d'épithélioma fait par le médecin), Ulcération et gonflement de l'amygdale droite.

Interrogée, elle dit qu'elle a eu trois fausses couches au début de son mariage, un enfant mort en bas-âge avec des croûtes au nez et à la figure; chûte des cheveux, boutons aux grandes lèvres. Son mari est mort, il y a sept ans, de paralysie générale ayant duré deux ans. Le mari, au dire de la malade, avait « fait la noce » et était porteur, étant fiancé, d'un chancre des fumeurs (??) à la lèvre inférieure. KI 4 grammes.

La malade est revue un mois après, a été calmée en quatre ou cinq jours ; actuellement tout est cicatrisé.

OBSERVATION VIII

DYSPHAGIE DE SEPT MOIS. — ACCIDENTS TERTIAIRES (24350).

M. X... a eu la syphilis, il y a deux ans, soignée par un syphiligraphe de Lyon. Pharyngite antérieure à la syphilis. L'année dernière a souffert d'une dysphagie de sept mois pour salive et aliments. Les amygdales ont été considérées comme gangréneuses. A pris de l'iodure pendant un an.

Un mois après, revient pour troubles de la voix.

OBSERVATION IX

DYSPHAGIE DE SEPT SEMAINES. LÉSIONS TERTIAIRES (18587).

M. X... (adulte) vient pour dysphagie datant de sept semaines, dans le fond du gosier. Interrogé au point de vue spécifique, dit qu'il a eu, il y a 16 ans, un chancre de la lèvre supérieure (soigné par un syphiligraphe de Lyon), a contaminé sa femme.

A l'examen, rougeur de la paroi postérieure du pharynx, avec piqueté blanchâtre, rappelant mal un accident tertiaire. Rien au larynx ; naso-pharynx largement ulcéré avec croûtes, a eu de la douleur des deux oreilles et de la céphalée.

KI, 4 gr.

Le malade, revu 5 jours après, a été soulagé au bout de 24 heures. A repris son appétit. Plus trace de lésion.

OBSERVATION X

Dysphagie de trois mois. Gomme du voile (26588).

Mme X..., dysphagie depuis trois mois. Ne mange pas. A beaucoup maigri. A eu deux enfants et trois fausses couches. Syphilis soupçonnée.

Rougeur vive du voile et gomme ulcérée, qui a entamé le bord gauche.

Finalement, la malade avoue que son mari a eu une maladie contagieuse après 11 ans de mariage. Il est mort depuis 30 ans.

Traitement : KI, 4 gr.

Quinze jours après. Va très bien, mais a cessé le traitement trop vite. Reprendra KI.

OBSERVATION XI

DYSPHAGIE DE DIX MOIS. — ACCIDENTS TERTIAIRES (14867)

Mme X... (adulte), se plaint de dysphagie de dix mois qui a été enrayée spontanément au mois d'août sans traitement. Depuis dix jours souffre en avalant. Au début de son mariage, il y a sept ans, une fausse couche. Pas d'autre enfant. N'a eu comme accident que quelques plaques (muqueuses ?).

L'examen a été pratiqué avant l'interrogatoire, et montre deux ulcérations sur la partie postérieure du pharynx, obstruction du nez depuis six mois; mange très peu; a maigri beaucoup.

KI. 6 grammes.

Calmée au bout de trois jours; au bout de huit jours pouvait manger n'importe quoi sans douleur. A pris 6 gr. KI pendant douze jours, puis 4 gr. le reste du temps. Depuis trois jours 2 gr. seulement. Le coryza a disparu.

La malade avoue, deux mois après, qu'elle a eu, 15 jours après son mariage, deux boutons, un à la cuisse et l'autre à la vulve. N'avait suivi aucun traitement.

OBSERVATION XII

DYSPHAGIE DE DEUX MOIS. — SYPHILIS HÉRÉDITAIRE (16508)

Mlle X... (enfant). Quelques renseignements très vagues. Troubles de la déglutition, perte de sommeil, dysphagie remontant à deux mois.

Rougeur diffuse au pharynx et des piliers à gauche.

Traitement : KI.

8 jours après. — Etat local meilleur. Grande amélioration de la dysphagie. Appétit en partie revenu.

OBSERVATION XIII

DYSPHAGIE (DEPUIS DEUX ANS PAR PÉRIODES DE 8 JOURS)
ACCIDENTS TERTIAIRES (14936)

M. X... souffre de la gorge depuis deux ans. La dysphagie actuelle remonte à huit jours; s'est montrée sous la même forme à plusieurs reprises. En même temps que dysphagie, enchifrènement. On note sur le pharynx des lésions tertiaires, rougeur vive de la paroi postérieure du pharynx, ulcérations. Impossible d'interroger le malade, à cause de la présence de sa femme.

Traitement KI, 4 grammes.

6 jours après. — Revient avec grande amélioration; au bout de quarante-huit heures n'a plus souffert. Aujourd'hui cicatrisation presque complète. Affaissement marqué des bourgeons autour de l'ulcère.

Le malade avoue une syphilis remontant à vingt ans. Marié douze ans après, enfants bien portants.

OBSERVATION XIV

DYSPHAGIE DE ONZE MOIS. — ACCIDENTS TERTIAIRES (20487)

Mme X... (adulte), a eu quatre enfants qu'elle a nourris (ont de 4 à 9 ans), a maigri depuis six à sept mois. Dysphagie depuis onze mois. Pas de renseignements.

Revient quinze jours après avec son mari qui ne fournit aucun renseignement au sujet de la spécificité.

Le pharynx paraît atteint de lésions syphilitiques ; le nez est également pris à gauche.

KI : 4 grammes.

Guérison en neuf jours.

(Lors de la première visite, le diagnostic porté avait été tuberculose miliaire de la gorge).

OBSERVATION XV

DYSPHAGIE DEPUIS QUATRE MOIS. — ACCIDENTS TERTIAIRES (24771)

Mme X... vient pour dysphagie datant de quatre mois. Diagnostic de syphilis.

Mariée depuis trois ans, ni enfants, ni fausses-couches. Il y a trois ans, au début de son mariage, a eu un bouton à la commissure gauche de la bouche avec glandes. Puis plaques blanches dans la bouche. Chûte des cheveux. Boutons à la vulve et à l'anus. Quand elle s'est mariée, son mari avait des boutons à l'anus. Tout avait disparu quand la dysphagie est apparue cette année. Un médecin a donné une timide dose de KI.

A l'examen, voile déchiqueté, ulcération sur le pharynx à gauche.

KI, 4 grammes.

La malade, revue huit jours après, a été soulagée dès le troisième jour. La cicatrisation est presque complète. La voix est normale. A sauté deux jours le traitement. Quinze jours après va très bien. Cicatrisation complète.

OBSERVATION XVI

Dysphagie de trois semaines. — Accidents tertiaires (22515)

Mme X... vient pour dysphagie datant de trois semaines. Syphilis soupçonnée.

Il s'agit de vraie douleur et non de gêne. Nie tout sauf une blennorrhagie.

A l'examen, pharyngite granuleuse simple. Pas d'ulcérations sur les piliers, mais, à gauche, le pilier paraît plus massif qu'à l'ordinaire. Il semble que l'amygdale de ce côté ait été fendue par un coup de couteau vertical. A eu de fréquentes esquinancies. Lésions du nez.

KI 2 grammes.

Revue cinq jours après; a été soulagée vers le troisième jour. Piliers presque normaux. Continue KI.

Quinze jours après, toujours absence de douleur. Rien sur la cloison.

OBSERVATION XVII

dysphagie de 7 mois. — accidents tertiaires (18492).

Mme X... (adulte) vient pour dysphagie durant depuis 7 mois Diagnostic de syphilis.

Lésion tertiaire du voile du palais à peine apparente à l'examen de la bouche; irritation douloureuse dans l'oreille, violente névralgie droite. La malade avoue alors avoir été infectée par son mari ; fausse couche au bout de treize mois de mariage, une autre trois ans après; a beaucoup maigri.

Rhinoscopie postérieure montre le dos du voile ulcéré.

KI, 4 gr.

A été soulagée en trois jours ; huit jours après tout a disparu, sauf les névralgies.

OBSERVATION XVIII

DYSPHAGIE 2 MOIS ET 1/2. — ACCIDENTS TERTIAIRES (24988).

Mme X...(adulte). Dysphagie depuis deux mois 1/2,a maigri beaucoup ; diagnostic de syphilis. Avoue que son mari lui a donné une maladie vénérienne qu'il a contractée étant marié il y a une trentaine d'années. Ne se souvient d'aucune lésion antérieure.

Rougeur du voile et de la partie droite du pharynx. Le nez est un peu bouché. A eu, il y a sept ans, une exostose guérie par KI. Traitement: KI, 4 grammes.

OBSERVATION XIX

DYSPHAGIE D'UN MOIS. — GOMME DU PHARYNX (24263).

Mme X... (adulte) vient pour dysphagie datant d'un mois. Soupçon de syphilis. L'examen montre une gomme largement ulcérée sur le dos du voile.

La malade avoue alors seulement qu'elle n'est pas mariée et qu'elle a eu des accidents syphilitiques il y a douze ans. A perdu 3 kilogs dans ce mois du fait de la dysphagie.

A eu, il y a deux ans, des plaques sur les jambes. KI, 4 grammes.

Revue huit jours après. Dès le troisième jour du traitement, plus de douleur, appétit revenu. Voile encore un peu rouge; la gomme du dos du voile est encore ulcérée.

OBSERVATION XX

DYSPHAGIE DE 3 MOIS. — LÉSIONS TERTIAIRES (14958).

Mlle X... vient se plaignant de dysphagie datant de 3 mois pour solides, liquides et salive. Syphilis soupçonnée.

Au moment d'examiner la gorge, la personne qui accompagne la malade (étudiant en médecine) dit qu'il y a eu des accidents spécifiques depuis 4 ans.

Rien à l'examen ; quelques croûtes dans le nez à gauche. Rien à l'amygdale. Nez obstrué en avant. Douleur à l'oreille gauche. Quelques signes au sommet droit. KI, 4 gr.

OBSERVATION XXI

DYSPHAGIE DE TROIS SEMAINES. — ACCIDENTS TERTIAIRES (20984).

M. X... (adulte) vient pour dysphagie datant de trois semaines; il s'agit d'une affection, dit le malade, ne ressemblant pas à une angine. Soupçon de syphilis.

A l'examen, ulcération tertiaire du pharynx supérieur. Interrogatoire discret à cause de la présence de sa femme. A eu un accident primitif à 18 ans.

KI, 4 grammes

Disparition de la douleur en 48 heures, cicatrisation presque complète en quelques jours.

OBSERVATION XXII

DYSPHAGIE D'UN MOIS. — ACCIDENTS TERTIAIRES (20502).

M. X... (adulte) se plaint de dysphagie depuis un mois. Nie tout accident antérieur. Diagnostic de syphilis avant l'examen. Douleurs de tête nocturnes. On note un épaississement de la luette avec gonflement de l'amygdale gauche et ulcérations.

KI, 4 grammes.

8 jours après. — Cicatrisation presque complète. Toute douleur a disparu dans les 36 heures.

15 *jours après.* — Tout a disparu.

OBSERVATION XXIII.

DYSPHAGIE DE QUATRE MOIS. — PERFORATION DU VOILE (26355)

Mme X. vient pour mal de gorge datant de quatre mois. Recrudescence il y a trois semaines. Avant l'examen déclare qu'il s'est fait un trou à la voûte palatine depuis trois jours.

Mariée il y a quatre ans. Il y a deux ans, son médecin a donné KI pour « mal de famille ». Traitement KI, 6 gr.

La dysphagie a disparu en quatre jours. La perforation est moins large. Les bords bourgeonnent.

OBSERVATION XXIV

Dysphagie de plusieurs semaines. — Accidents tertiaires. (5184).

M. X. (adolescent). Le malade vient pour des adénoïdes (?) Accuse une dysphagie de plusieurs semaines. Interrogé avoue un accident primitif, il y a quatre ans. N'a pas pris KI depuis plusieurs mois. A été traité quelque temps pour une laryngite chronique rapportée à de la pharyngite granuleuse. A l'examen, rougeur de la portion nasale du pharynx. Ulcération du pilier postérieur.

OBSERVATION XXV

Dysphagie de trois mois. — Accidents tertiaires (20955).

M. X.. souffre de dysphagie vraie depuis trois mois. Début par une angine aiguë (?) en septembre au retour des manœuvres. Il y a trois ans, une blennorrhagie *avec œdème du gland.* Il ya une ou deux petites ulcérations sur les bourses. Ganglion suppuré de l'aisselle gauche. La paroi postérieure du pharynx est en partie décollée à droite. Gonflement et rougeur des deux amygdales.

KI, 4 grammes.

OBSERVATION XXVI

Dysphagie de deux mois. — Syphilis tertiaire probable (24774).

Mlle X... vient pour dysphagie remontant à deux mois. A eu, il y a quatre ans, une pharyngite ulcéreuse avec dysphagie qui dura deux mois. Fut soignée à ce moment par un syphiligraphe de Lyon qui donna KI. Lésions des fosses nasales. Pas de lésions apparentes de la gorge.

Obs. XXVII. — Dysphagie d'un mois. H. Rougeur et gonflement des amygdales et du voile. KI, 4 grammes. La dysphagie a disparu quelques jours après.

Obs. XXVIII. — Dysphagie de six mois. H. Pas de lésions apparentes. Syphilis avouée (22384).

Obs. XXIX. — Dysphagie d'un mois. H. Accidents tertiaires du pharynx. KI,4 grammes. Disparition de la douleur en deux jours (20496).

Obs. XXX. — Dysphagie de six mois. F. Destruction du voile ; syphilis avouée (26693).

Obs. XXXI. — Dysphagie de plusieurs semaines. H. Accidents tertiaires de la gorge. KI 4 grammes. Guérison en huit jours (16933).

Obs. XXXII. — Dysphagie de dix jours (souvent répétée). F. Syphilis datant de cinq ans. Ulcérations tertiaires. Traitement mixte (14783).

Obs. XXXIII. — Dysphagie de six mois. H. Accidents tertiaires du voile. Soulagée rapidement par KI, 2 grammes (5147).

Obs. XXXIV. — Dysphagie de trois semaines. F. Ulcération tertiaire du pilier postérieur ; a été déjà traitée par l'iodure. KI, 4 grammes soulage la malade en quatre jours (26223).

Obs. XXXV. — Dysphagie de deux mois et demi. F. Gomme ulcérée du voile. Syphilis de trois ans (16859).

Obs. XXXVI. — Dysphagie de deux mois et demi. H. Ulcération et rougeur spécifiques de l'amygdale droite (16818).

Obs. XXXVII. — Dysphagie d'un mois. H. Ulcération tertiaire du pharynx. Rougeur de la gorge (16945).

Obs. XXXVIII. — Dysphagie de six mois. H. Dysphonie. Sténose sous-glottique d'origine spécifique (26769).

Obs. XXXIX. — Dysphagie de cinq mois. F. Gomme du pharynx, voile déchiqueté.

Obs. XL — Dysphagie de deux mois. F. Vaste ulcération tertiaire du pharynx. Amaigrissement notable (24067).

Obs. XLI. — Dysphagie de sept mois. F. Simple rougeur. Syphilis tertiaire probable ; a eu un enfant mort-né atteint de pemphigus (5407).

Obs. XLII. — Dysphagie de trois semaines. H. Soigné pour syphilis il y a dix ans à l'Antiquaille (5493).

Obs. XLIII. — Dysphagie de trois mois. H. Ulcérations spécifiques des piliers. Rougeurs diffuse de la gorge (7470).

Obs. XLIV. — Dysphagie de trois mois. H. Syphilis niée. Gomme du voile (22069).

Obs. XLV. — Dysphagie de quatre mois. F. Perforation du voile. Syphilis avouée (20123).

Obs. XLVI. — Dysphagie de trois mois. F. Vaste lésion tertiaire de la paroi postérieure du pharynx. Amaigrissement (14620).

Obs. XLVII. — Dysphagie de deux mois. F. Ulcération de la voûte. Perforation imminente. Syphilis niée. KI, 4 grammes. Guérison rapide.

Obs. XLVIII. — Dysphagie de quatre mois. F. Accidents tertiaires probables. L'amygdale droite a un aspect néoplasique. KI, 4 grammes. Disparition de la dysphagie en quatre ou cinq jours (14637).

Obs. XLIX. — Dysphagie de trois mois. F. Syphilis niée. Rougeur et gonflement des amygdales. KI, 4 grammes. Deux jours après disparition de la dysphagie. Huit jours après guérison complète (5448).

CHAPITRE IV

Il ne nous reste plus maintenant qu'à jeter un coup d'œil d'ensemble sur les observations que nous avons rapportées, et à tirer la conclusion qu'elles comportent. Ces observations, au nombre de 110, résument à elles seules la presque totalité des cas de dysphagie prolongée observés en l'espace de quatre années.

Les cas de cancer de l'amygdale observés parallèlement, sont au nombre de 15, mais il faut en distraire 5 ou 6 où la dysphagie n'a pas présenté les caractères que nous recherchons quant à la durée. Restent donc 10 cas environ, contrevenant à la règle. Si on y joint un cas de maladie d'Isambert et deux cas de kystes chroniques de l'amygdale, on aura réuni une quinzaine de cas où la formule aura été mise en défaut.

En résumé, nous nous trouvons en présence d'un signe valable dans une proportion représentée par 109 contre 15 ; il nous semble que rien ne peut mieux plaider en sa faveur.

Nous répétons donc, fort de ces preuves, qu'en présence d'une dysphagie de trois semaines au moins, au niveau de l'arrière-gorge, on doit, *à priori*, songer à la syphilis, sans négliger de contrôler ensuite ce diagnostic par l'examen complet du malade. Nous sommes persuadés que les médecins qui voudront observer ce signe s'assureront de sa fidélité et en retireront un grand bénéfice.

Nous ajouterons même, sans que cela puisse être posé en principe, qu'à partir de quinze jours l'attention doit être éveillée du côté de la syphilis. Les affections banales, en effet, ne dépassent guère cette durée et, sans qu'il soit possible, dès ce moment, de conclure d'une façon ferme, on doit déjà envisager la possibilité d'une dysphagie qui va se prolonger.

Car il est impossible, en présence de faits si nombreux, d'invoquer le hasard. Les cas se sont parfois présentés avec une telle fréquence que nous pourrions citer telle journée où M. Garel a pu en observer jusqu'à quatre. Quelle maladie autre que la syphilis pourrait donner lieu à de telles séries?

La règle de Garel nous semble encore tirer une grande importance de ce fait que la vérole étant la maladie sur laquelle la thérapeutique a le plus de prise, le malade retire de son application un bénéfice immédiat.

Et, pour pousser les choses à l'extrême, nous pouvons même dire que son intervention intempestive dans les cas douteux n'aura jamais pour résultat que l'administration de quelques grammes d'iodure, chose assurément bien innocente. Elle répond donc très bien au *primum non nocere*, adage fondamental de toute thérapeutique, ce qui, à notre avis ne constitue pas un mince avantage.

Elle est, d'autre part, en parfaite conformité avec une tendance manifeste du médecin à instituer la médication spécifique dans les cas de diagnostic douteux. Qu'on nous cite les cas de tuberculose ou de cancer de l'amygdale où l'iodure n'ait pas été administré au début à titre d'épreuve. C'est d'ailleurs, là, une pratique qu'il faut louer sans réserve, car personne ne niera qu'il vaut mieux traiter comme syphilitique un malade qui ne l'est pas, que de s'exposer à traiter d'une façon banale un malade en puissance de vérole.

Quand au traitement de la dysphagie spécifique, il relève exclusivement de la médication générale de la syphilis. A la troisième période, en particulier, l'iodure agit d'une façon remarquable et fait disparaître très rapidement la douleur. Il suffit, le plus souvent, de quarante-huit ou même de vingt-quatre heures ; on en trouvera de nombreux exemples en feuilletant nos observations.

Or, c'est précisément à cette période que les difficultés s'accumulent quand il s'agit du diagnostic. En effet, sans compter qu'on a souvent affaire à des lésions peu intenses (simple érythème) ou difficiles à découvrir, le malade n'a ordinairement gardé aucun souvenir d'un accident primitif remontant à dix, quinze et vingt années. M. Garel, dans ce cas, n'a eu qu'à se louer de l'application de sa formule qui lui permettait d'annoncer prophétiquement à un malade souffrant depuis des mois, qu'une cuillerée de potion allait en vingt quatre heures supprimer toute douleur. Et toujours l'événement venait confirmer cette prévision.

Nous le répétons, il ne s'agit pas ici d'idées théoriques ni de déductions pathogéniques. L'observation clinique seule a amené M. le docteur Garel, après bien des erreurs commises, à considérer la dysphagie prolongée comme un signe de première valeur pour le diagnostic de la syphilis de l'arrière-gorge.

Depuis le moment, déjà éloigné, où il fit cette remarque, il ne put que se convaincre de sa véracité. Son seul but est de faire connaître aux médecins l'intérêt pratique immédiat qu'elle comporte et de les en faire bénéficier comme il l'a fait lui-même.

On nous accordera que la question est d'importance et vaut qu'on s'y arrête. La syphilis est une affection d'une fréquence extrême dont le diagnostic est loin d'être toujours facile, et doit être fait souvent malgré le malade lui-même, qui cherche à dissimuler sa maladie; nous nous féliciterions si nous avions pu, en attirant l'attention du médecin sur la dysphagie prolongée, empêcher un seul de ces cas de contagion si fréquents à la période primaire et secondaire. Si, enfin, à la période tertiaire, nous avions pu, par l'administration opportune du traitement spécifique, épargner à un seul malade ces délabrements et ces adhérences définitivement irréparables de la syphilis de la gorge.

La règle de Garel a résisté à dix années d'épreuves ; elle nous semble, de ce chef, avoir acquis une valeur définitive. Nous n'avons trouvé d'appréciation à son sujet que dans un travail de Fink, de Hambourg, appréciation d'ailleurs flatteuse que nous avons relatée plus haut. Malgré le silence dont on l'a jusqu'ici environnée, nous avons foi dans son avenir et nous espérons que les praticiens l'adopteront pour le plus grand profit des malades.

Nous n'avons rien à changer aux conclusions de la thèse de Carbonnier (1894) ; nous nous contenterons de les reproduire, estimant leur avoir apporté l'appui de faits nouveaux.

CONCLUSIONS

Il semble que, d'une façon générale, une dysphagie excédant trois semaines, et siégeant au niveau de l'arrière-gorge, puisse faire préjuger de la nature syphilitique d'un accident guttural. Nous n'affirmons rien de plus et ne donnons pas au signe une valeur plus exagérée qu'il ne convient. Ce qu'il y a de certain, c'est que, dans la pratique, une dysphagie prolongée doit toujours éveiller l'attention de ce côté.

Nous reconnaissons parfaitement que certaines affections chroniques, autres que la syphilis, donnent lieu à une dysphagie d'aussi longue durée, mais ces cas sont relativement fort rares, et en présence de certains diagnostics difficiles, il vaut mieux, et c'est là notre conclusion, s'exposer à déclarer syphilitique un accident banal, qu'à traiter d'une façon banale un accident syphilitique.

TABLE DES MATIÈRES

70.486. — Imp. A. Waltener. — P. Legendre et Cie, Sucrs, — Lyon.

www.ingramcontent.com/pod-product-compliance
Ingram Content Group UK Ltd.
Pitfield, Milton Keynes, MK11 3LW, UK
UKHW021006200726
13857UKWH00004B/1298

9 782013 586436